# DE

# LA FRACTURE

## DE

## DUPUYTREN

(AVEC VI PLANCHES (8 FIGURES) HORS TEXTE)

PAR

### Le D<sup>r</sup> A. MENIER

ANCIEN INTERNE DES HOPITAUX DE PARIS
MÉDECIN ASSISTANT DE LARYNGOLOGIE ET D'OTOLOGIE A LA FACULTÉ DE MÉDECINE
MÉDAILLE DE BRONZE DE L'ASSISTANCE PUBLIQUE

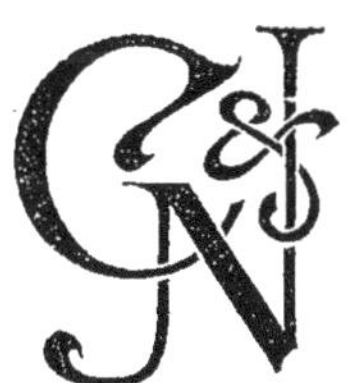

## PARIS

GEORGES CARRÉ ET C. NAUD, ÉDITEURS
3, RUE RACINE, 3

—

1900

# DE
# LA FRACTURE
## DE
## DUPUYTREN

(AVEC VI PLANCHES (8 FIGURES) HORS TEXTE)

PAR

### Le D<sup>r</sup> A. MENIER

ANCIEN INTERNE DES HOPITAUX DE PARIS
MÉDECIN ASSISTANT DE LARYNGOLOGIE ET D'OTOLOGIE A LA FACULTÉ DE MÉDECINE
MÉDAILLE DE BRONZE DE L'ASSISTANCE PUBLIQUE

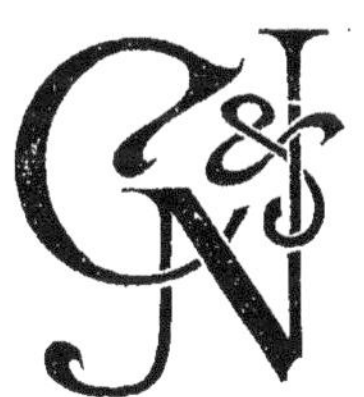

## PARIS

GEORGES CARRÉ ET C. NAUD, EDITEURS
3, RUE RACINE, 3

—

1900

# DU MÊME AUTEUR

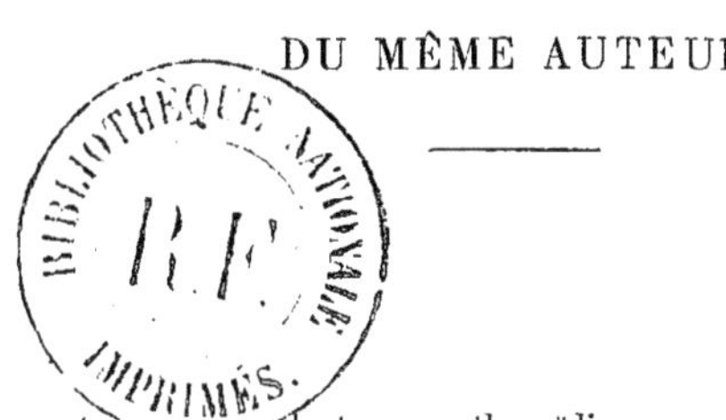

Rapport sur un cas de tumeur thyroïdienne ayant déterminé une mort rapide par compression de la trachée (Ménier et Branca). *Annales des maladies de l'oreille et du larynx*, 1895.

Considérations sur la pathogénie de la maladie de Basedow, in *Th.* Sellerier, Paris, 1897.

Des fonctions surrénales. Wendling, Paris, 1897.

Traitement chirurgical de la tuberculose testiculaire. Épididymectomie, in *Th.* Mac-Guffie, Paris, 1898.

Fracture du bassin avec disjonction des symphyses sacro-iliaques. Mort par broncho-pneumonie. *Bulletins de la Société anatomique*, juin 1899.

Traitement chirurgical de l'empyème chronique du sinus maxillaire. Évidement et curettage. *Bulletin de laryngologie, otologie et rhinologie*, juin 1900.

# A M. LE PROFESSEUR S. DUPLAY

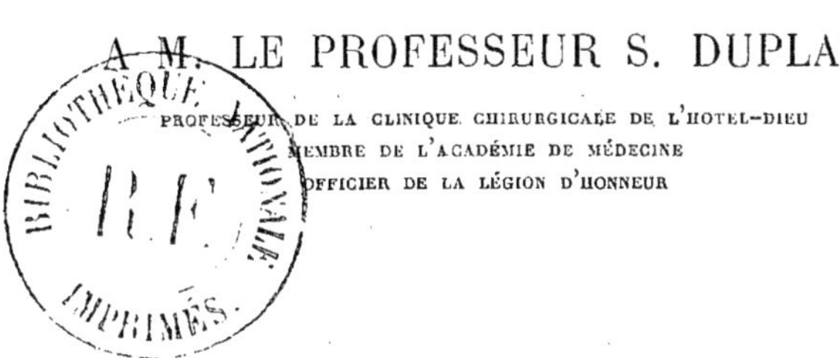



MON CHER MAITRE,

En vous dédiant ce travail, je suis heureux de me créer une nouvelle occasion de vous exprimer mes sentiments d'inaltérable affection et de parfaite reconnaissance.

Je veux surtout vous remercier bien vivement de la faveur dont vous avez consenti à m'honorer en m'acceptant comme votre interne pendant deux années consécutives dans votre beau service de l'Hôtel-Dieu.

Puissiez-vous, mon cher Maître, trouver dans ces pages un reflet de ces qualités d'observation fine et pénétrante, de jugement sain et droit, de thérapeutique prudente et sûre qui marquent d'un éclat incomparable votre enseignement clinique et vos écrits !

C'est à vous, mon cher Maître, que je dois en partie l'idée de cette thèse ; c'est auprès de vous que j'en ai puisé les matériaux ; si ce travail a quelque valeur, c'est à vous qu'en revient le mérite.

A MES PARENTS

A MA FEMME

A MON BEAU-FRÈRE M. A. DROUANT

ET A MA SŒUR

Qui se sont acquis trop de droits à ma gratitude pour que je puisse leur exprimer suffisamment ici toute l'affection que j'ai pour eux.

# A MES MAITRES DANS LES HOPITAUX

QUI ONT CONTRIBUÉ SI LARGEMENT A MON ÉDUCATION
MÉDICALE ET CHIRURGICALE

En évoquant au début de cette thèse inaugurale le nom de ceux dont j'ai reçu des leçons, des encouragements et des conseils, j'obéis moins à l'usage qu'à un sentiment spontané de profonde reconnaissance et, c'est pour moi un devoir bien doux de profiter de l'heureuse occasion qui m'est offerte de leur exprimer publiquement mes plus sincères remerciements.

## M. LE DOCTEUR F. RAYMOND

PROFESSEUR DE LA CLINIQUE DES MALADIES NERVEUSES
MÉDECIN DE LA SALPÊTRIÈRE

(Stage, Hôpital Lariboisière, 1890-1891.)

## M. LE DOCTEUR A. GOUGUENHEIM

MÉDECIN DE L'HOPITAL LARIBOISIÈRE ET DE LA CLINIQUE DES MALADIES DE LA GORGE
ET DES OREILLES

(Externat, 1892-1893.)

## M. LE DOCTEUR G. RICHELOT

PROFESSEUR AGRÉGÉ A LA FACULTÉ DE MÉDECINE
CHIRURGIEN DE L'HOPITAL SAINT-LOUIS

Qui, dans maintes circonstances, nous a donné des preuves de sa profonde sympathie. Nous sommes heureux de lui renouveler ici l'hommage de toute notre reconnaissance et de nôtre inaltérable attachement.

(Externat, 1894. — Internat, 1899-1900.)

## M. LE DOCTEUR PIERRE MARIE

PROFESSEUR AGRÉGÉ A LA FACULTÉ DE MÉDECINE
MÉDECIN DE L'HOSPICE DE BICÊTRE

(Internat provisoire, 1895.)

## M. LE DOCTEUR V. MÉNARD

CHIRURGIEN DE L'HOPITAL MARITIME DE BERCK-SUR-MER

(Internat, 1896.)

## M. LE DOCTEUR F. LEJARS

PROFESSEUR AGRÉGÉ A LA FACULTÉ DE MÉDECINE
CHIRURGIEN DE L'HOPITAL TENON

Si apprécié de ses élèves et dont j'ai gardé un affectueux souvenir.

(Internat Beaujon, août-septembre 1896.)

## M. LE DOCTEUR J. LUCAS-CHAMPIONNIÈRE

CHIRURGIEN DE L'HOTEL-DIEU

(Internat Beaujon, octobre 1896.)

## M. LE DOCTEUR B. ANGER

CHIRURGIEN DE L'HOPITAL BEAUJON

(Internat, nov.-déc.-janv. 1896-1897.)

## M. LE DOCTEUR S. DUPLAY

PROFESSEUR DE LA CLINIQUE CHIRURGICALE DE L'HOTEL-DIEU

(Internat, 1897-1898.)

Que mes Maîtres intérimaires dans les hôpitaux reçoivent l'expression de toute ma gratitude pour le profit que j'ai retiré de leurs excellentes leçons au lit du malade.

# M. LE DOCTEUR A. DELPEUCH

MÉDECIN DE L'HOPITAL COCHIN

(Lariboisière, 1891.)

# M. LE DOCTEUR LERMOYEZ

MÉDECIN DE L'HOPITAL SAINT-ANTOINE

(Lariboisière, 1892.)

# M. LE DOCTEUR DUFLOCQ

MÉDECIN DE L'HOPITAL TENON

(Bicêtre, 1895.)

# M. LE DOCTEUR LAUNOIS

PROFESSEUR AGRÉGÉ A LA FACULTÉ
MÉDECIN DE L'HOPITAL HÉROLD

(Bicêtre, 1895.)

# M. LE DOCTEUR RIBEMONT-DESSAIGNES

PROFESSEUR AGRÉGÉ A LA FACULTÉ DE MÉDECINE

(Maternité de Beaujon, 1896.)

# M. LE DOCTEUR PIERRE DELBET

PROFESSEUR AGRÉGÉ A LA FACULTÉ

Qui m'a toujours témoigné la plus profonde sympathie.

(Hôtel-Dieu, juillet, août, septembre 1897-1898.)

# M. LE DOCTEUR MORESTIN

Qui, par son habileté opératoire, a été pour moi un modèle précieux

(Saint-Louis, 1899-1900.)

Je suis heureux également de témoigner ici toute ma reconnaissance à mon maître et ami, M. le D⁰ M. Cazin, ancien chef de la clinique chirurgicale de la Faculté et chef du laboratoire de l'Hôtel-Dieu. Qu'il nous permette de lui rappeler les précieux conseils qu'il nous a toujours donnés avec une bienveillance extrême et la profonde affection qui nous rattache à lui.

Je dois mes plus sincères remerciements à M. le D⁰ Clado, chef des travaux de gynécologie à l'Hôtel-Dieu, qui nous a initié si obligeamment à l'étude de cette branche importante de la chirurgie.

Que M. le D⁰ Marion, le très distingué chef de clinique de M. le P⁰ Duplay, reçoivent l'assurance de notre profonde gratitude pour les marques multiples de grande sollicitude qu'il nous a données et la confiance qu'il a bien voulu nous accorder pendant notre internat à l'Hôtel-Dieu.

Nous conserverons toujours un affectueux souvenir de la faveur dont M. le D⁰ A. Castex a bien voulu nous honorer en nous nommant son assistant dans sa clinique de la Faculté.

A MES COLLÈGUES ET AMIS

DANS LES HOPITAUX

A MON PRÉSIDENT DE THÈSE

# M. LE PROFESSEUR TILLAUX

CHIRURGIEN DE L'HOPITAL DE LA CHARITÉ

MEMBRE DE L'ACADÉMIE DE MÉDECINE

COMMANDEUR DE LA LÉGION D'HONNEUR

Ayant eu l'honneur d'être l'interne de M. le P<sup>r</sup> Duplay
dans son service de l'Hôtel-Dieu, j'ai eu l'heureuse occasion de profiter pendant une période assez longue de cet
enseignement clinique remarquable dont il a le secret.

Ses leçons si claires, si pleines de finesse et d'érudition, si fécondes en documents pratiques, où se révèlent
tour à tour les qualités du clinicien le plus accompli et le
plus parfait, sont toujours présentes à ma mémoire ; puissent-elles me servir de guide au cours de cette carrière si
noble mais si difficile pour quiconque veut la remplir
dignement !

Parmi celles dont j'ai gardé un souvenir précieux, et
elles sont nombreuses, il en est une qui excita au plus
haut point mon intérêt : le maître y traitait de la *consolidation vicieuse consécutive à la fracture de Dupuytren e
des différents moyens d'y remédier.*

Ainsi présentée, cette question, je dois l'avouer, me
parut absolument nouvelle : imbu de l'erreur commune
chez les jeunes élèves, j'étais convaincu que le traitement
de cette fracture était des plus aisés et qu'elle comportait

un pronostic relativement bénin, la guérison étant la conséquence habituelle d'une bonne réduction suivie d'une immobilisation suffisante.

Les malades que j'avais observés dans les hôpitaux étaient partis après un repos de plusieurs semaines ; aidés d'un bâton, ils allaient achever leur guérison dans un asile de convalescence ou regagnaient leurs foyers et je les perdais de vue. J'étais intimement persuadé que, chez ces malades, le retour des fonctions du membre devait être l'affaire de quelques jours seulement.

La leçon de M. le P<sup>r</sup> Duplay m'apprit que je m'étais trompé sur l'évolution et le pronostic de cette fracture et je dus revenir de l'optimisme dangereux contre lequel n'avait pu me défendre une connaissance insuffisante de la question.

Les faits signalés par M. Duplay éveillèrent ma curiosité, je cherchai à mon tour des exemples et, bientôt, la clinique me les fournissait nombreux et concluants, me mettant ainsi sur la voie de recherches intéressantes qui devaient m'inspirer le sujet de ma thèse inaugurale.

Nous serons très sobres de commentaires sur l'historique de la fracture de Dupuytren qui a déjà été l'objet d'un exposé assez complet dans les nouveaux traités de chirurgie et dans la thèse de Th. Louart (1) ; toutefois, au risque de redites superflues, nous croyons utile, pour l'intelligence de la question, de consacrer ici un chapitre spécial à son histoire, afin de montrer les phases successives qu'elle dut traverser pour arriver jusqu'à nous.

_______

(1) Th. Louart. *Thèse*, Paris, 1896.

# HISTORIQUE

L'origine de nos connaissances sur les fractures du péroné se perd dans la nuit des temps : on en trouve des traces non équivoques dans les livres hippocratiques (1).

Mais ces notions à peine ébauchées furent, comme c'est la règle d'ailleurs, frappées d'un véritable arrêt de développement pendant la longue suite d'années qui se succédèrent jusqu'au xviii° siècle. A cette époque seulement où les questions principales de la science furent presque toutes remaniées par l'illustre *Académie de chirurgie*, apparurent quelques travaux incomplets sans doute, mais qui commencèrent à fixer l'attention des observateurs sur cette importante lésion.

En 1771, David, sous le pseudonyme de Basile, consacre à l'étude de cette fracture un chapitre du plus vif intérêt dans son remarquable mémoire sur les contrecoups (2).

---

(1) Περι αρθρων βιϐλιον, — περι του ποδος, — περι των γομνοιμενων, — περι αγηων, — περι κνεμες.

(2) Prix de l'Académie de chirurgie, t. XII, p. 234.

Au cours de ce travail, il expose une théorie relative à son mécanisme et, en praticien judicieux, signale la gravité de ses conséquences.

Deux ans plus tard, William Bromfield démontre l'insuffisance du traitement employé jusqu'alors et pose avec la plus grande précision les indications à remplir, mais il n'y satisfait que d'une manière incomplète (1). Après avoir insisté sur le déplacement que subissent les fragments du péroné et sur la déviation du pied en dehors, il conseille l'application de compresses sur l'extrémité de la malléole externe pour éloigner du tibia par un mouvement de bascule le fragment inférieur de la fracture, ou bien de placer en avant entre le tibia et le péroné des compresses graduées permettant d'obtenir l'écartement des deux os (?).

Peu de temps après, Percival Pott fait observer que la fracture de l'extrémité inférieure du péroné détruit la connexion du tibia et du péroné et compromet de ce chef la solidité de l'articulation tibio-tarsienne en la privant de son attelle malléolaire externe.

L'action prédominante des muscles péroniens latéraux entraîne le pied en haut et en dehors et appuie contre le tibia l'extrémité supérieure du fragment inférieur de la fracture.

Cette découverte ne le mit point sur la voie d'un traitement rationnel.

En 1787, Ponteau, dans ses *OEuvres posthumes*, tente une nouvelle interprétation du mécanisme de cette fracture

---

(1) *Surgical observations and cases.* London, 1773.

et en arrive à convenir de l'impuissance de l'art pour obvier aux nombreux accidents qui l'accompagnent.

Fabre, après l'avoir confondue avec les entorses, erreur fréquemment commise encore aujourd'hui, entre, dans la voie de l'expérimentation. Il fait observer que les luxations du pied sont la conséquence des fractures du péroné que l'on a méconnues dès le principe et c'est pourquoi, ajoute l'auteur, le traitement de cette affection s'est borné à quelques vains efforts de réduction et à combattre la déviation du pied en dehors qui va constituer désormais une difformité incurable compromettant gravement les fonctions du membre inférieur (1).

Desault, moins pessimiste que ses devanciers, attache une importance moins grande à cette variété de fracture et, à l'appui de son opinion, il relate deux cas qui, réduits au plus fort du gonflement inflammatoire, ont guéri sans suites graves.

Richerand reprend, en la développant, la théorie de David, il insiste sur les difficultés et l'importance du diagnostic de ces lésions et, à l'encontre de Desault, en fait ressortir toute la gravité.

Pour obvier à la déviation du pied en dehors, il conseille l'emploi de bandelettes séparées et d'attelles placées sur les côtés de la jambe.

En 1808, Castella, victime d'un accident de ce genre, soutient, à Landshut, une thèse dont il est le sujet. Il rapporte que le traitement auquel il fut soumis laisse subsister

______

(1) FABRE. Réflexions sur quelques maladies des os.

l'enfoncement du péroné du côté du tibia et la saillie des deux malléoles, d'où une difformité qui, dix-huit mois plus tard, ne lui permet de marcher qu'avec difficulté et douleur (1).

Charles Bell se rallie à l'opinion de David et de Richerand en reconnaissant la gravité de ces fractures ; en insistant sur la fréquence du déplacement du pied en dehors et sur la nécessité d'une bonne contention des fragments, il ne fait que reproduire les idées de ses prédécesseurs, sans y ajouter aucun élément nouveau.

En dépit des nombreuses discussions dont cette variété de fracture avait été l'objet jusqu'à ce jour, nos connaissances sur ce sujet ne se bornaient alors qu'à des données vagues et confuses, qu'à des notions éparses dont il était bien difficile de déduire un traitement rationnel : Boyer parut l'avoir compris en tentant une classification tout entière basée sur le mécanisme des lésions. Après avoir montré le rôle de l'abduction et de l'adduction forcées du pied dans la genèse de la fracture, il indique le moyen de remédier à la déviation consécutive par l'application d'un appareil fort simple qu'il lève au bout de quarante jours et qu'il remplace par une bande roulée autour du membre.

En 1813, Dupuytren, dans un mémoire célèbre lu à l'Académie des sciences, résume toutes les théories de ses devanciers sur cette intéressante question et, les soumettant à une investigation profonde, émet des idées nouvelles sur le mode de production des fractures péronéales

______________

(1) *Thèse* de Louart. Paris, 1896.

toutes confirmées par des expériences cadavériques. En observateur sagace, il analyse les symptômes et décrit la déformation en *coup de hache*, attachant ainsi son nom à l'un des meilleurs signes de la fracture par abduction. Avec une précision merveilleuse, il en formule les indications thérapeutiques et propose un appareil de contention à la fois ingénieux et simple dont on recommande encore l'application dans nos hôpitaux (1).

En 1840, J. Maisonneuve, dans ses « Recherches sur la fracture du péroné », modifie les notions acquises jusqu'à cette époque sur le mécanisme de ces lésions et ajoute la torsion du pied à l'adduction et à l'abduction, seuls mouvements invoqués par Boyer, Richerand et Dupuytren. Dans le chapitre suivant, nous exposerons la théorie de Maisonneuve et décrirons la fracture par divulsion à laquelle il a laissé son nom.

Malgaigne, dans son « Traité des fractures et des luxations », publié en 1847, ramène à deux types principaux les différentes variétés de fractures du péroné. Dans la première catégorie, il range les fractures produites par l'abduction du pied, c'est-à-dire par un faux pas ou une chute déterminant une violente torsion en dehors de la totalité du pied qui ne repose plus sur le sol que par son bord interne. Dans ce groupe, il comprend également la fracture par divulsion de Maisonneuve (2).

« Ce n'est, à mon avis, que dans des cas fort rares et exceptionnels que la rotation de la pointe du pied agit

---

(1) Dupuytren. Leçons orales, t. I.
(2) S. Duplay. Leçons de clinique chirurgicale Hôtel-Dieu, 1899.

seule et sans abduction de tout l'organe ; et, c'est pourquoi, au lieu du nom de fracture par divulsion qui n'aurait qu'une application restreinte, je préfère leur donner une dénomination prise de leur cause la plus habituelle et je les nomme fractures par abduction (1). »

Les lésions engendrées par l'adduction du pied qui le porte en dedans, en lui imprimant un mouvement brusque de torsion autour de son axe antéro-postérieur, constituent, suivant lui, la seconde catégorie des fractures du péroné. « Malgaigne n'ignore pas qu'il peut y avoir d'autres variétés de fractures, mais il considère que, malgré la diversité des circonstances dans lesquelles le péroné se brise, on peut, dans la majorité des cas, ramener les lésions du péroné aux deux types cités plus haut (2). »

Après les belles et consciencieuses recherches de Dupuytren, Maisonneuve et Malgaigne, on pouvait considérer cette question de pathogénie comme résolue sans appel, quand, en 1872, M. le P$^r$ Tillaux lit devant l'Académie le résultat d'investigations nouvelles sur ce point de la pathologie chirurgicale, embrassant dans une étude commune toutes les fractures malléolaires (3).

S'appuyant sur des expériences cadavériques, il démontre que les fractures malléolaires se produisent toujours dans un mouvement d'abduction ou d'adduction forcées du pied. Il insiste sur le rôle des ligaments dans la production de la fracture qui est presque constamment produite par

---

(1) Malgaigne. Traité des fractures et des luxations, 1847, t. I.
(2) Th. Louart. *Thèse*, Paris, 1896.
(3) Tillaux. *Gazette hebdom. de méd. et de chir.*, avril 1872.

le mécanisme de l'arrachement. Il montre la fréquence des lésions tibiales dans les fractures bimalléolaires et explique, par leur présence, certaines difficultés de la réduction. Dans le chapitre suivant, nous étudierons les différentes propositions sur lesquelles repose la théorie de M. Le P[r] Tillaux et nous verrons en quoi elle est en désaccord avec celle de son prédécesseur.

# MÉCANISME

L'articulation tibio-tarsienne forme un ginglyme serré constitué par une mortaise profonde du côté du tibia et du péroné et, du côté du tarse, par une surface convexe correspondant à la poulie astragalienne.

Un système ligamenteux très puissant situé sur les faces interne et externe de l'article maintient en contact les deux surfaces articulaires.

L'astragale étroitement enclavé dans la mortaise tibio-péronière peut, dans certains mouvements brusques du pied, subir un mouvement de rotation autour de son axe vertical ou antéro-postérieur; on conçoit que, dans ces conditions, il violente les parois osseuses qui l'enserrent et en détermine la rupture.

Le mécanisme des fractures malléolaires a été l'objet des discussions les plus controversées. Parmi les nombreuses théories qui ont été invoquées pour expliquer la genèse de ces fractures, la première en date est celle qui fut soutenue par Boyer.

Suivant cet auteur, il y a lieu de distinguer deux variétés de fractures : celles produites dans l'abduction et celles occasionnées par l'adduction du pied.

Dans l'abduction, le calcanéum presse de bas en haut
la malléole péronière et la brise ; dans l'adduction c'est
l'astragale qui appuie sur la malléole tibiale et la fracture.

Bien différent est le mécanisme invoqué par Dupuytren (1) qui insiste sur le rôle des ligaments péri-articulaires trop délaissé par son prédécesseur. Pour lui, dans
le mouvement d'abduction, la fracture serait due au déplacement du centre de gravité du corps en vertu duquel
tout l'effort porte sur la malléole externe et sur les ligaments latéraux internes qui se rompent. « J'appelle, dit-
il, fractures de l'extrémité inférieure du péroné, les solu-
tions de continuité de cet os qui ont lieu assez près de
l'articulation du pied pour que celui-ci, cédant à l'effort
des causes qui ont produit la fracture, au poids du corps
et à l'action des muscles, puisse être luxé en dedans. La
fracture est ici la maladie première et principale, celle
sans laquelle la luxation ne saurait avoir lieu. Le péroné
peut bien être fracturé sans qu'il y ait luxation du pied,
mais celle-ci ne peut avoir lieu qu'autant que le péroné a
été auparavant fracturé ; elle est un accident très commun
et très grave, il est vrai, mais un accident consécutif.
Fondé sur ces principes, je désignerai sous le titre de
fracture de l'extrémité du péroné, la maladie que la plu-
part des auteurs, plus frappés de l'effet que de la cause,
ont presque tous désignée sous le nom de luxation du pied
en dehors et qu'il convient de nommer luxation du pied

_______________

(1) DUPUYTREN. *Annuaire médico-chirurgical des hôp. de Paris*,
1819.

en dedans, en ayant égard au sens dans lequel l'astragale se porte. »

Dupuytren n'entend pas par ces paroles que les fractures par abduction comme on a tendance à le croire généralement ; Louart, dans sa thèse, fait remarquer très judicieusement que les fractures produites par l'adduction du pied avaient également été décrites par l'auteur et nous n'en voulons pour preuve que le texte même de son mémoire auquel nous empruntons ce passage bien concluant : « Un effort fait pour porter le pied dans une flexion ou dans une extension forcées détermine, suivant son étendue, la distension, la rupture des ligaments latéraux ou même l'arrachement du tissu des malléoles ; un effort léger pour porter le pied en dedans ou bien en dehors ne produit que de simples distensions des ligaments lesquelles représentent les entorses ; un effort plus grand produit la séparation des ligaments d'avec les malléoles par arrachement de leur tissu compact ou par décollement du périoste qui le revêt, sans que ces ligaments subissent la moindre solution de continuité, ce qui a lieu très souvent sur le sujet vivant ; un effort plus rapide et plus violent produit, non pas la rupture des ligaments, comme on aurait pu le croire d'abord, mais celle des malléoles elles-mêmes ; dans les mouvements du pied *en dehors*, le décollement des ligaments latéraux internes ou la rupture de la malléole correspondante, précède toujours la fracture du péroné ; dans les mouvements violents du pied *en dedans*, le péroné est presque toujours fracturé, tandis que la malléole et les ligaments latéraux internes restent intacts ; dans ces deux cas, les malléoles sont fracturées par traction sur leur sommet... Il est prouvé par l'observation et par l'expérience que les fractures du péroné peuvent avoir lieu dans les mouvements violents du pied *en dedans* et dans les mouvements du pied *en dehors*. Dans les deux cas, c'est un changement dans la ligne de transmission du poids du corps qui est la cause de la fracture... L'espèce simple de laquelle il faut partir, dans cette maladie, pour se faire une idée exacte de ses variétés, de ses complications et de ses accidents, est celle dans laquelle le désordre est exactement borné à la solution de continuité de l'extrémité inférieure du péroné, cette espèce existe bien réellement, et elle ne peut exister qu'autant que le péroné a été fracturé à une certaine distance de son extrémité inférieure et que la cause qui l'a produite, épuisée immédiatement, a été incapable de déterminer d'autres effets, ou bien, enfin, qu'autant qu'une autre cause, consécutive à la première, ne vient pas produire d'autres désordres, ce qui est très rare. »

Ce passage emprunté à Dupuytren démontre suffisamment que l'auteur n'avait pas eu en vue seulement que les fractures par abduction, que ses conceptions ont été beaucoup plus larges et que les lésions produites par l'adduction forcée du pied n'avaient pas échappé à la sagacité du grand clinicien.

Dans un mémoire publié en 1840, Maisonneuve admet la théorie de l'arrachement de la malléole externe invoquée par Dupuytren, mais conteste la fracture par l'abduction du pied qui ne peut entraîner qu'un simple arrachement du ligament latéral interne. La fracture est le plus souvent occasionnée par les mouvements de rotation du pied autour d'un axe vertical portant la pointe du pied en dedans ou en dehors. Comme la rotation de la pointe du pied en dedans s'accompagne d'un renversement complet du pied dans l'attitude du varus, il y a traction sur les ligaments péroniers et arrachement de la malléole externe; mais si la pointe du pied tourne en dehors, l'astragale presse de dedans en dehors la malléole externe. Le premier effort du traumatisme porte sur l'articulation péronéo-tibiale inférieure. Si les ligaments tibio-péroniers résistent, la face interne de l'astragale presse sur la malléole tibiale, sa face externe appuie sur le bord antérieur de la malléole externe et celle-ci se rompt à 5 ou 6 centimètres au-dessus de son sommet suivant une ligne oblique en bas et en avant; si le traumatisme est plus énergique, il se fait, en outre, une fracture de la malléole tibiale ou une rupture du ligament deltoïdien, c'est la *fracture par divulsion de* MAISONNEUVE.

Les ligaments péronéo-tibiaux viennent-ils à céder, l'astragale écarte violemment la mortaise tibio-péronière et le péroné se brise au point de moindre résistance, c'est-à-dire à l'union de son quart supérieur et de ses trois quarts inférieurs, c'est *la fracture par diastasis de* MAISONNEUVE, dite encore fracture par exagération de la cambrure naturelle de Boyer, par contre-coup de David. Beaucoup de chirurgiens et, notamment Malgaigne, l'ont contestée.

En 1872, M. le Pr Tillaux publie dans la *Gazette hebdomadaire de médecine et chirurgie* les résultats de ses expériences cadavériques et de ses nombreuses observations cliniques et arrive à cette conclusion que les fractures malléolaires se produisent toujours dans un mouvement d'adduction ou d'abduction forcées du pied.

Il énumère ainsi les lésions progressives qu'il a observées dans l'adduction forcée :

— Dans le premier degré, il y a distension des ligaments latéraux externes du cou-de-pied, rupture de ces ligaments et entorse.

— Dans le second degré, ou bien les ligaments résistent et arrachent la pointe de la malléole externe ou le tiers antérieur de cette malléole y déterminant un trait de fracture vertical, c'est la fracture de Wagstaffe, la fracture longitudinale oblique de Raymondaud, verticale de Le Fort, marginale antérieure de Leroy.

— Troisième degré : le plus souvent, les ligaments péronéo-astragaliens résistant, tiraillent la malléole externe et l'arrachent à sa base, à 3 centimètres au-dessus de sa pointe.

— Quatrième degré : le traumatisme continue son action et l'astragale vient presser par sa face interne sur la malléole tibiale, la faisant éclater à sa base. Ainsi se trouve réalisée par l'adduction forcée la fracture bimalléolaire et la rupture de la malléole interne est ici une conséquence de la fracture du péroné.

— Cinquième degré : la malléole externe résiste et le péroné se brise au-dessus des ligaments tibio-péroniers inférieurs ; le mouvement d'adduction continuant, le fragment péronier, par l'intermédiaire de ces ligaments, exerce une puissante traction sur le tibia et l'arrache en totalité : c'est la *fracture sus-malléolaire transversale du tibia par adduction* qui siège à 15 millimètres au-dessus des ligaments tibio-péroniers inférieurs.

Plus fréquente encore est la fracture bimalléolaire par abduction qui fait l'objet de notre étude.

Dans les mouvements de torsion du pied en dehors, il y a d'abord, dans un premier degré, distension du ligament latéral interne qui est susceptible de se rompre; mais cette rupture est très rare; c'est, en effet, presque une loi de pathologie que les ligaments distendus, au lieu de se déchirer, arrachent la portion d'os sur laquelle ils s'implantent, surtout quand l'os est composé de tissu spongieux et que le ligament est puissant : ces deux conditions sont réalisées ici à un haut degré.

Il y a donc fracture de la malléole interne qui peut être isolée, contrairement à l'opinion de Maisonneuve. La rupture siège à 1 centimètre au-dessus de la pointe de la malléole et affecte une direction transversale.

Deuxième degré : le traumatisme continuant, l'astragale vient butter contre la malléole péronière qui tend à s'écarter du tibia. L'agent de résistance est l'articulation péronéo-tibiale inférieure et surtout le ligament interosseux. Ce ligament subit donc une forte distension qui l'expose à une rupture amenant l'écartement des deux os et qui a reçu le nom de diastasis.

Troisième degré : mais ce résultat est l'exception, la règle est l'arrachement de la portion du plateau du tibia sur laquelle s'insère le ligament et la fracture du péroné au-dessus des ligaments tibio-péroniers inférieurs, à 6 ou 7 centimètres au-dessus du sommet de la malléole. Le trait de fracture péronier commence en haut et en arrière à 6 centimètres environ de la pointe malléolaire et prend une direction oblique de haut en bas, de dehors en de-

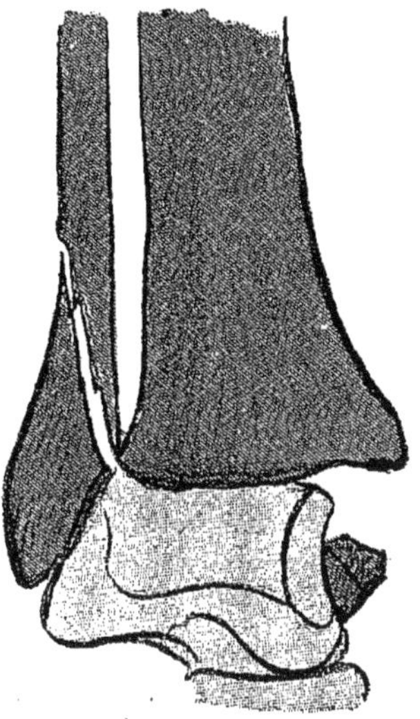

Fɪɢ. 1. — Fracture de Dupuytren. — La malléole interne est arrachée à sa base. Le trait de fracture du péroné est fortement oblique en bas, en dedans et en avant se terminant près de l'articulation tibio-tarsienne. (D'après l'ouvrage de M. P. Delbet.)

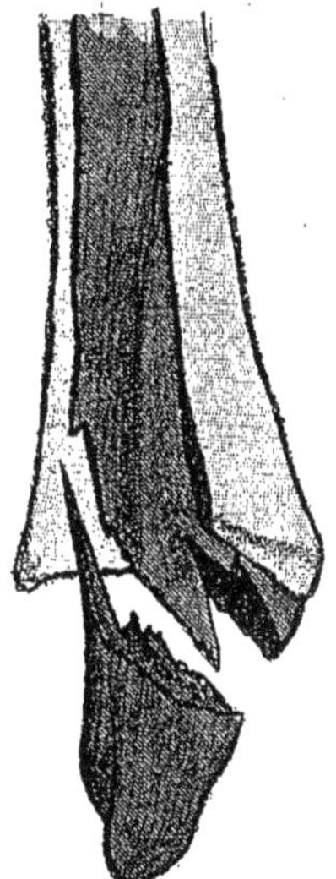

Fɪɢ. 2. — Fracture du péroné. — Un fragment de la malléole externe reste attaché au tibia.

Georges Carré et C. Naud, éditeurs.

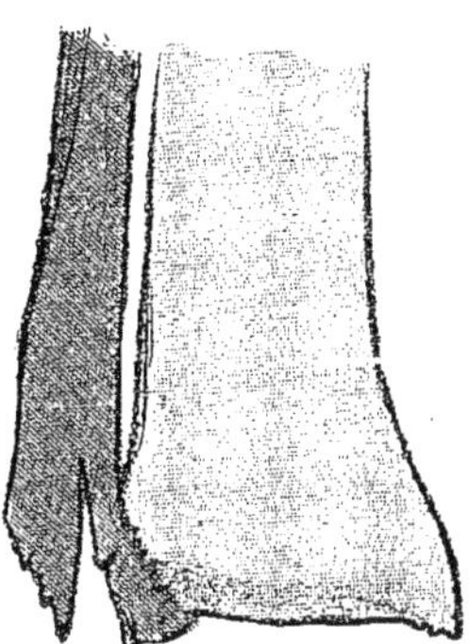

FIG. 3. — Fracture du péroné. — Trait de fracture vertical descendant vers l'articulation. — Un fragment malléolaire est fixé au tibia.

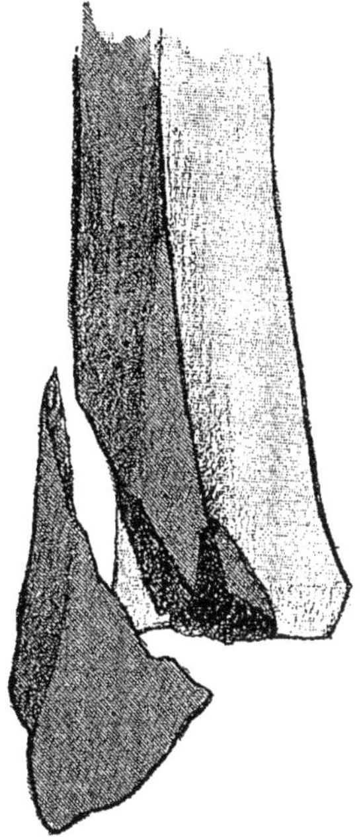

FIG. 4. — Fracture à trois fragments du péroné.

Georges CARRÉ et C. NAUD, éditeurs.

dans et d'arrière en avant se terminant près de l'articulation (Voy. fig. ci-contre, Planches I et II).

Ainsi est réalisée la fracture à trois fragments de M. le P<sup>r</sup> Tillaux dans la fracture dite de Dupuytren, appelée encore par les Anglais fracture de Pott.

Nous avons montré le rôle habituel de l'abduction forcée dans la genèse de la fracture de Dupuytren. Celle-ci, toutefois, peut se produire dans d'autres circonstances, quand, par exemple, le pied, au lieu de tourner en dehors autour de son axe antéro-postérieur, exécute suivant son axe vertical un mouvement de rotation de telle façon que sa pointe soit violemment déjetée en dehors ; c'est ce qui arrive lorsque, le pied étant solidement enclavé dans un obstacle, le sujet tombe en avant et en dedans, ou quand la jambe exécute un brusque mouvement de torsion. On a vu ces fractures se produire quand un cheval décharge son cavalier et le traîne dans l'étrier, ou bien lorsque celui-ci restant en selle, est violemment projeté contre un mur ou un arbre, de telle sorte que la pointe du pied est brusquement portée en arrière et en dehors. C'est ainsi que se produit la *fracture par divulsion* de Maisonneuve dont l'auteur a malheureusement mal compris le mécanisme.

Généralement le tableau clinique de la fracture de Dupuytren se présente avec les caractères suivants :

Vous êtes appelé auprès d'un blessé qui a fait une chute consécutive habituellement à un faux pas. Il vous raconte que son pied a tourné brusquement, mais, le plus souvent, il lui est impossible de préciser dans quel sens s'est effectuée la déviation, la douleur vive qu'il a ressentie au moment de l'accident l'ayant empêché de porter son attention sur ce détail. Il est tombé et n'a pu se relever, étant incapable de faire usage de son membre blessé. Dans toute la région du cou-de-pied, la douleur est d'une intensité extrême, elle est exaspérée par le moindre mouvement exécuté dans l'article tibio-tarsien. Quelques heures se sont à peine écoulées depuis l'accident que, déjà, un gonflement notable a envahi la région malléolaire avec une tendance des plus nettes à gagner le dos du pied jusqu'à la racine des orteils et le segment inférieur de la jambe.

Une ecchymose progressive, souvent considérable à laquelle le P<sup>r</sup> Le Fort accorde une valeur absolue, apparaît dans la zone de la fracture. Elle remonte très haut le long de la face externe de la jambe et encadre en bas les deux malléoles, présentant une teinte plus foncée au niveau du trait de la fracture.

Dès le début de votre examen, malgré la présence gênante du gonflement, un signe des plus importants attire votre attention, c'est la déformation du membre : elle est si caractéristique qu'elle emporte avec elle le diagnostic, revêtant ici la même valeur séméiologique que dans la fracture de l'extrémité inférieure du radius. Le pied, au lieu d'être dans le prolongement de l'axe du tibia, est déplacé dans sa totalité, il a subi un mouvement de translation latérale qui le porte en dehors : la crête du tibia prolongée est tangente au bord interne du pied, laissant en dehors d'elle le gros orteil et son métatarsien.

Le pied a exécuté simultanément une légère rotation autour de son axe vertical déviant le gros orteil de trois en quatre centimètres en dehors de sa position normale et portant le talon dans un sens opposé.

Il a subi, en outre, un certain degré d'inclinaison par rapport à son axe antéro-postérieur réalisant l'attitude du pied-bot valgus.

Son bord interne a disparu, il repose sur le sol par toute sa longueur, à sa concavité normale est venue se substituer une convexité plus ou moins apparente suivant les cas due au soulèvement des téguments par la saillie antéro-postérieure du bord inférieur du tibia fracturé.

Lorsque l'on compare le pied sain avec le pied lésé, il

est facile de constater que celui-ci a subi un mouvement de translation en arrière ayant eu pour effet de raccourcir l'avant-pied.

D'après M. le P⁺ Tillaux, ce déplacement antéro-postérieur se traduit à l'extérieur, surtout après correction de la déviation transversale, par les trois signes suivants : le relief que forment les tendons extenseurs en arrière desquels on perçoit une saillie osseuse due au bord inférieur du tibia ; la diminution de longueur du dos du pied appréciable à la seule inspection et que pourra contrôler la mensuration ; la concavité exagérée de la région talonnière au niveau du tendon d'Achille.

Au cours de votre exploration, vous remarquerez au-dessus de la malléole externe, à cinq ou six centimètres de sa pointe, la présence d'une dépression angulaire, d'une sorte d'encoche, c'est la déformation en *coup de hache de Dupuytren* due à la bascule en dehors et en arrière du fragment malléolaire externe et à la saillie sous-tégumentaire du fragment supérieur du péroné.

L'écartement de la malléole péronière a pour effet de produire un élargissement de l'espace intermalléolaire que la mensuration peut évaluer à un et même à deux centimètres et qui est très manifeste à la simple inspection. Dans certains cas, on constate un relief antéro-postérieur très saillant, à brisure nette, avec ou sans lésions des parties molles, dû au fragment supérieur tranchant de la malléole tibiale.

Ordinairement, la vue seule suffit pour trancher le diagnostic et les différents modes d'explorations, indispensables dans certaines autres fractures, nous paraissent superflus lorsque les lésions se traduisent à l'extérieur avec un complexus symptomatique aussi caractéristique.

La palpation confirmera, au besoin, les données de l'inspection : par elle, vous apprécierez le relief tranchant de la malléole interne brisée, la saillie anguleuse des fragments du péroné, surtout celle du fragment supérieur. Immédiatement au-dessous d'elle, votre doigt enfoncera dans une dépression dont la profondeur diminue ou augmente suivant que l'on porte la pointe du pied en dehors ou en dedans. Cette exploration sera surtout douloureuse au niveau du trait de fracture, en dedans, au voisinage de la malléole interne, en dehors, à 6 centimètres environ au-dessus de la pointe de la malléole externe. Une pression alternative exercée sur les fragments du péroné peut faire naître une grosse crépitation pathognomonique de la fracture.

Enfin, en raison de la rupture des parois de la mortaise tibio-péronière, il vous sera possible d'imprimer à l'astragale des mouvements anormaux de latéralité. C'est le *ballottement astragalien*.

Mais, répétons-le, quand la déformation du membre est caractéristique avec le coup de hache sus-malléolaire, vous devez vous abstenir de ces moyens de contrôle superflus, si douloureux qui arrachent des cris au malade.

Laissez à ces mauvais praticiens, trop peu familiarisés avec la clinique, ces procédés brutaux qui répugnent au médecin soucieux d'apporter à celui qui souffre le soulagement qu'il attend de lui.

La clinique n'exige pas ici une investigation longue et pénible ; si vous avez suivi la visite de M. le Pr Duplay, vous avez dû remarquer que les diagnostics de cette nature peuvent être posés pour ainsi dire « *de loin* », sans qu'il soit nécessaire de les arracher aux malades en les torturant. Puissent ces principes rester gravés à tout jamais dans votre esprit et guider votre conduite lorsque vous vous trouverez en présence de cas semblables !

# PRONOSTIC

Il est généralement sérieux.

L'avenir de ces lésions est parfois gros de surprises fâcheuses pour le médecin qui, trop peu édifié sur leur évolution, n'hésité pas à porter un pronostic favorable.

En présence d'une fracture de Dupuytren accompagnée de la déformation qui la caractérise, vous devez faire des réserves, c'est un moyen prudent d'éviter au malade et à son entourage une cruelle désillusion dont on vous déclarerait responsable. Rappelez-vous la phrase de Nélaton : « Cette fracture, dit-il, est la plus grave par suite de la tendance au déplacement du fragment inférieur. » C'est également l'avis de Pouteau lorsqu'il écrit :
« C'est une fracture qui exige le plus d'attention et de
« sévérité de la part du chirurgien » ; il reconnaît « qu'il
« n'y a pas de moyen thérapeutique capable de guérir
« cette maladie convenablement : la difficulté de la marche
« est d'abord très grande. »

Selon S. Cooper : « Le malade reste quelquefois infirme pour la vie, étant contraint de marcher sur la malléole interne. »

La fracture de Dupuytren présente, en effet, plusieurs facteurs de gravité qui tiennent à son siège et aux complications qu'elle est susceptible d'entraîner.

Parmi ces complications, les unes immédiates accompagnent ou suivent de près le traumatisme, les autres médiates apparaissent à une époque plus ou moins éloignée de l'accident.

La fracture, avons-nous dit, est grave de par son siège, au voisinage de l'articulation tibio-tarsienne. En effet, l'arrachement de la malléole interne ouvre l'articulation et le trait de fracture du péroné descend souvent jusqu'à elle. La cavité articulaire est ainsi mise en rapport avec plusieurs surfaces osseuses arrachées et cruentées. Il en résulte une *hémarthrose* avec toutes ses conséquences éloignées qui sont l'atrophie musculaire susceptible de compromettre pour un temps plus ou moins long les fonctions du membre lésé et la raideur articulaire due à l'arthrite sèche.

M. Pierre Delbet insiste sur la distension des tendons et des gaines tendineuses péri-articulaires occasionnée par le déplacement de l'astragale consécutif à la fracture. Le tendon et la gaine du jambier postérieur seront fortement tiraillés et quelquefois déchirés, de même les gaines du fléchisseur propre du gros orteil et des péroniers latéraux. Cet accident, suivant l'auteur, doit être pris en sérieuse considération, car il a pour effet d'entraver pour une période assez longue le jeu des muscles.

Les complications immédiates de la fracture de Dupuytren sont assez rares et moins dignes d'intérêt que celles que nous étudierons dans le chapitre suivant.

Parmi elles, nous signalerons l'ouverture du foyer de la fracture et sa communication avec l'extérieur. Or, cette communication s'établit de deux façons : ou bien le fragment supérieur du péroné, dans un cas de déviation prononcée, perfore la peau, ce qui est exceptionnel ; ou bien, et ceci est le cas le plus fréquent, la malléole interne sur laquelle le déplacement du pied détermine un excès de tension des parties molles les déchire par le bord tranchant de son fragment supérieur.

Dans d'autres circonstances, la peau comprimée par la saillie malléolaire interne se sphacèle et s'ulcère ; la fracture est alors ouverte secondairement, exposant, comme dans le cas précédent, le blessé aux accidents graves des fractures ouvertes.

Dettling et Colombel rapportent un accident de ce genre qui les mit dans l'obligation d'amputer le membre trois semaines après l'accident.

Les complications éloignées méritent toute notre attention, car, outre l'intérêt qui s'y rattache, elles sont la conséquence fâcheuse, fréquemment observée, de la fracture de Dupuytren.

Habituellement voici ce que l'on observe : un malade qui a été soigné antérieurement pour une fracture de ce genre que l'on avait considérée comme guérie revient, accusant des douleurs plus ou moins vives dans toute la région du cou-de-pied avec irradiation dans le mollet. La souffrance est plus marquée le soir après les fatigues de la journée, elle est exaspérée par la station debout et la marche prolongée. Un œdème douloureux envahit le segment inférieur du membre ; une tendance continuelle du pied à tourner en dehors rend la marche impossible, et le sujet ne peut faire un pas qu'appuyé sur un bâton.

Songez à l'état de ce malade devenu infirme. Quelle est sa situation?

Rappelez-vous vos promesses lorsque vous l'aviez sorti du plâtre : vous l'aviez dit guéri, vous pensiez que, la consolidation étant parfaite, le massage assurerait le retour de la fonction et il était parti rempli d'espoir et confiant en vos paroles.

Aujourd'hui, il revient avec son membre estropié et vous supplie de faire le nécessaire pour le débarrasser d'une infirmité pénible; bien heureux encore s'il ne vous accuse pas d'être l'auteur de son mal.

L'examen du membre permet de constater la présence d'un cal difforme au niveau de la fracture.

Le pied au lieu d'être dans l'axe du tibia est dévié en dehors, il a subi dans tout son ensemble une translation latérale avec une rotation très marquée autour de son axe antéro-postérieur le fixant dans l'attitude du valgus. La dépression sus-malléolaire en « coup de hache » s'est reproduite; en un mot, le malade se présente avec les mêmes symptômes qu'au lendemain de l'accident.

Vous voilà désenchanté!

Outre cette déformation, on remarque généralement une hypertrophie énorme de la malléole interne due à l'hyperostose du tibia au niveau du cal. En ce point et sur le bord interne du pied qui sont devenus le siège d'une pression anormale par suite de l'attitude vicieuse, apparaissent des durillons, des bourses séreuses, des eschares, voire même des ulcérations reposant sur une base infiltrée et œdémateuse. La situation du malade est devenue à ce point intolérable qu'il réclame instamment un remède à son infirmité au prix même du sacrifice de son membre.

L'apparition du pied-bot traumatique compliquant la fracture de Dupuytren peut être due à une mauvaise réduction ou à une immobilisation insuffisante; toutefois, il serait téméraire d'incriminer dans tous les cas semblables la maladresse du chirurgien, car il est des exemples nombreux et incontestables où la déviation s'est produite tardivement, en dépit du traitement le mieux dirigé.

« C'est là un phénomène curieux auquel ne nous habituent pas les autres fractures des membres. Quand les os sont cassés, ils se consolident complètement ou pas du tout. Il se fait une pseudarthrose ou un cal solide. Dans les fractures de Dupuytren, ce n'est souvent ni l'un ni l'autre, quand on sort les malades de l'appareil, on ne peut pas dire qu'il y ait une pseudarthrose, car le pied paraît solide. Mais, il n'y a pas non plus un cal parfait, puisque la déformation se reproduit ultérieurement. »

M. Pierre Delbet a démontré dans ses leçons de clinique chirurgicale que la fracture de Dupuytren se comporte le plus souvent comme la fracture de la rotule, que la consolidation des fragments se fait par un cal fibreux ou par un cal dont l'ossification est imparfaite, assez solide toutefois pour empêcher la moindre mobilité anormale, insuffisamment cependant pour résister à la pression répétée du corps.

Lorsqu'on opère ces cals vicieux, on constate qu'ils n'ont pas la consistance de l'os véritable et que, parfois, ils se laissent entamer par le bistouri.

A quel facteur devons-nous attribuer cette absence d'ossification du cal?

On incrimine le plus souvent une nutrition vicieuse sous la dépendance d'un mauvais état général relevant de l'âge du sujet si c'est un vieillard ou de la diathèse si on se trouve en présence d'un éthylique, d'un saturnin, d'un diabétique ou d'un syphilitique. Sans vouloir nier ici l'influence trophique des diasthèses, nous croyons cependant qu'il y a lieu de la restreindre et qu'il serait plus légitime d'invoquer certaines causes locales que le chirurgien doit connaître pour mieux les combattre.

Avec notre maître P. Delbet, nous croyons que cette insuffisance du cal s'explique parfaitement.

D'abord la fracture de Dupuytren étant une fracture articulaire subit le sort de toutes les lésions de ce genre. Songez aux fractures de la rotule et du col du fémur.

Vous savez combien rare est leur consolidation qui se fait généralement par un cal fibreux. Que ce phénomène soit dû à l'épanchement de la synovie entre les deux fragments ou à l'écoulement dans l'articulation de l'exsudat plastique qui préside au processus ostéogénique, nous ne saurions l'affirmer, mais il n'en est pas moins vrai que son existence est incontestable.

D'autre part, cette insuffisance de consolidation peut s'expliquer également par le siège même du trait de la fracture dans des régions mal vascularisées et, par suite, mal nourries.

Le fragment inférieur de la malléole interne est très petit; le plus souvent, il est réduit à une simple esquille dont les moyens de nutrition sont bien précaires.

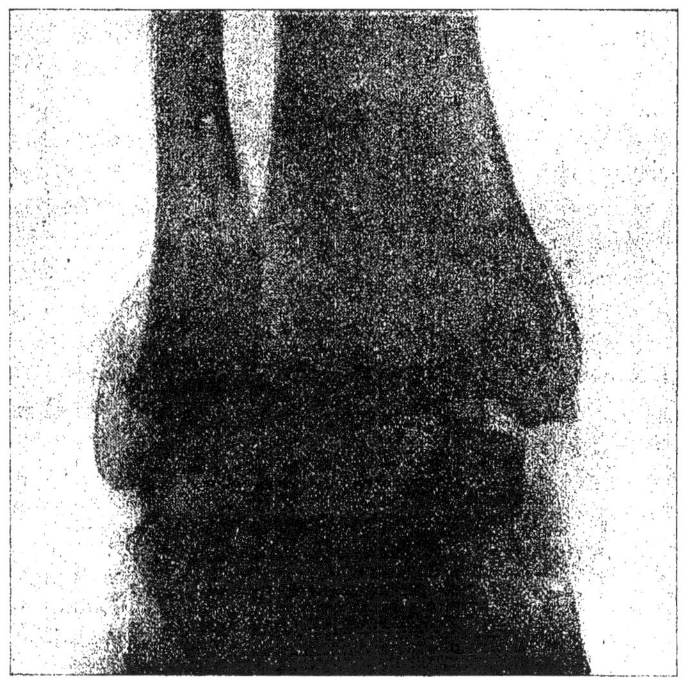

Fig. 5. — Épreuve radiographique montrant les deux traits de fracture interne et externe et la transparence du fragment péronéen décalcifié.

Georges Carré et C. Naud, éditeurs.

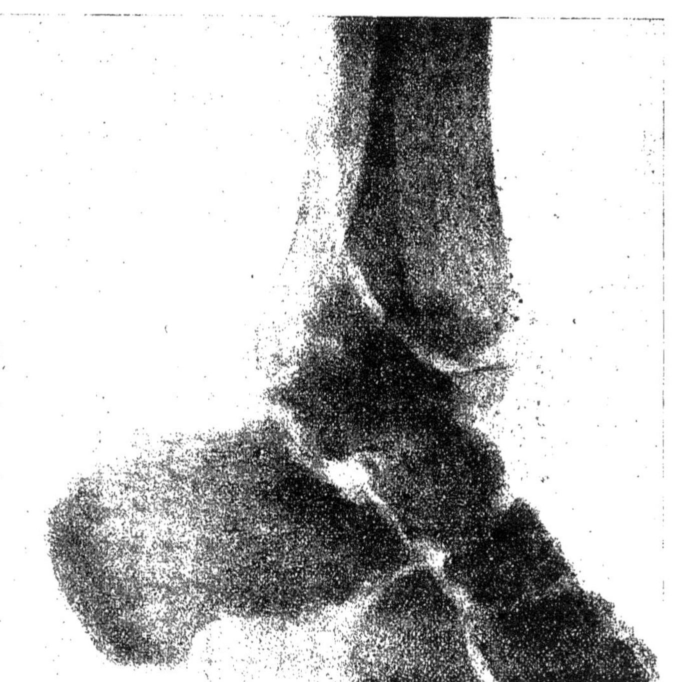

Fig. 6. — Le trait de fracture du péroné est fortement oblique en bas et en avant. La malléole interne est arrachée. Les deux fragments malléolaires externe et interne sont clairs et presque transparents.

Georges Carré et C. Naud, éditeurs

Voyez de même ce qui se passe également du côté du péroné : son fragment malléolaire est entouré de ligaments. de tendons, tous ces tissus sont avasculaires, quel rôle pourront-ils jouer dans la formation du cal?

L'étude anatomo-pathologique confirme pleinement d'ailleurs cette manière de voir. Au cours de ses interventions, M. P. Delbet a remarqué que, contrairement au fragment supérieur, l'inférieur était souvent d'une consistance plutôt molle et que les épreuves radiographiques, en montrant sa transparence. y révélaient la rareté des sels calcaires.

Les figures ci-contre qui représentent la radiographie d'une fracture de Dupuytren nous permettent de voir nettement que les fragments supérieurs des os de la jambe sont marqués en noir sur l'épreuve, tandis que les fragments inférieurs sont pâles et clairs. Au niveau du cal, on observe un intervalle transparent indiquant l'absence du tissu osseux (Pl. III et IV).

Ces données radiographiques sont concluantes et confirment amplement les idées exposées précédemment.

En présence de pareilles conséquences, nous ne devons plus être surpris des déviations tardives qui accompagnent cette variété de fracture et nous sommes autorisés à accorder toute notre indulgence au chirurgien qui a été appelé à soigner de semblables lésions.

C'est dans ces déviations secondaires constituant une infirmité pénible pour les sujets qui en sont atteints que l'intervention chirurgicale s'impose d'elle-même : elles sont toutes justiciables d'une opération, le malade d'ailleurs la réclame.

# TRAITEMENT

Je ne sais rien de plus difficile en chirurgie qu'un traitement bien dirigé des fractures, j'entends le traitement complet qui ne se borne pas seulement à la consolidation pure et simple des fragments, mais qui doit assurer le retour intégral des fonctions. La fracture de Dupuytren est précisément une de celles qui réclame le plus de soins et d'attention de la part du chirurgien ; son pronostic est sérieux et son avenir gros de surprises fâcheuses.

Dans l'étude du traitement de ces lésions, pour mieux nous conformer à leur évolution clinique, nous ferons d'abord un exposé rapide de la conduite à tenir en présence d'une fracture récente ; puis, nous envisagerons successivement les divers modes d'intervention imaginés jusqu'à ce jour pour le traitement du cal vicieux. Nous établirons leur valeur comparative dans un chapitre détaillé que nous terminerons par la description d'une méthode nouvelle due à notre maître M. Pierre Delbet, et dont la supériorité incontestable, dans les cas graves, doit la faire considérer, à notre sens, comme le procédé de choix.

A. — Voyons d'abord comment se comportera le

chirurgien appelé auprès d'un blessé présentant une fracture de Dupuytren survenue récemment.

Plusieurs cas peuvent se présenter : ou la fracture n'est
accompagnée d'aucun déplacement, ou, ce qui arrive plus
fréquemment, la déviation du pied en dehors est complète,
ou bien, ce qui est plus grave encore, le déplacement est
compliqué de plaie.

α. — Dans la première hypothèse, la conduite à
suivre est des plus aisées.

Après vous être assuré que le pied est bien resté dans
l'axe de la jambe, que les fragments n'ont pas chevauché,
vous procédez à l'immobilisation du membre par l'application d'un appareil de contention.

D'ordinaire un appareil plâtré bien fait et très solide,
posé dès le début, remplit complètement l'indication, à
la condition que l'on ait soin de maintenir le membre
dans une attitude parfaite jusqu'à la solidification du
plâtre.

Il arrive parfois, dit M. le P⟨r⟩ Duplay, que, le gonflement du pied et de la jambe diminuant, l'appareil cesse
de maintenir la fracture en bonne position, l'exposant
ainsi au déplacement. Il est donc nécessaire de surveiller
avec soin le membre blessé et, si l'on constate que la
contention n'est plus parfaite, il ne faut pas tarder à appliquer un nouvel appareil, et, au besoin, un troisième,
en maintenant la bonne attitude du début. On arrive ainsi,
par des manœuvres successives, au résultat cherché.

Nous donnons, sans hésitation, la préférence à l'appareil plâtré dont l'avantage sur les appareils, aujourd'hui
démodés, de Velpeau, de Laugier, de Richet et de Ver-

neuil, est incontestable. Lui seul assure une contention irréprochable.

Prenez une pièce de tarlatane forte de 16 feuillets, d'une largeur couvrant la moitié postérieure du membre et s'étendant du pli fessier jusqu'à la racine des orteils, s'appliquant ainsi sur toute la plante du pied et la jambe.

Confectionnez également une seconde attelle d'une longueur double de la précédente, plus large, mais un peu moins épaisse, soit 12 feuillets de gaze. Vous les imprégnez du liquide plâtré, gâché à l'avance, et vous les appliquez en veillant à la réduction qui doit être maintenue en commençant par l'attelle postérieure que vous glissez sous la face postérieure de tout le membre inférieur et sous la plante du pied en contournant le talon.

Pendant qu'un aide la maintient bien tendue dans cette position, vous appliquez la seconde attelle que vous passez en étrier sous la première dont elle doit recouvrir les bords dans toute sa longueur. Vous les fixez avec une bande de toile roulée en spires autour du membre et suffisamment serrée.

Ainsi est réalisé l'appareil de Maisonneuve d'un usage courant dans nos services hospitaliers.

Avant l'application du plâtre, nous conseillons d'envelopper tout le membre d'une mince couche d'ouate maintenue par une bande de tarlatane humide, afin d'éviter, par cette pratique, la pression souvent douloureuse due au plâtre, au niveau du talon et des malléoles, les excoriations, les phlyctènes et les eschares qui en sont parfois la conséquence.

Le lendemain, vous enlevez le bandage spiral qui entoure l'appareil pour lui substituer quelques bandes circulaires de diachylon que l'on applique au milieu et aux deux extrémités du plâtre dans le but de maintenir son adaptation parfaite aux contours du membre.

Au niveau de la fracture, il est d'usage de pratiquer dans la tarlatane et la mince couche d'ouate sous-jacente une fenêtre suffisamment large pour mettre à découvert les téguments qui doivent être surveillés.

Trente-cinq jours d'immobilisation suffisent généralement, à la condition que l'on ne fasse pas marcher le malade dès la levée de l'appareil.

Pour restituer aux muscles atrophiés leur tonicité amoindrie et afin d'assurer le prompt retour des fonctions compromises de l'articulation tibio-tarsienne, il est nécessaire de faire tous les jours une séance de massage dont la durée ne doit pas excéder un quart d'heure environ. Après chaque manœuvre de mobilisation, le membre est remis dans un appareil amovo-inamovible fait sur le modèle du précédent. Ce n'est seulement qu'au bout de 45 jours, à dater du jour de l'accident, que vous permettrez au malade de mettre le pied à terre, appuyé sur un bâton dont il cessera l'usage dès qu'il n'en sentira plus l'utilité. Les séances de massage seront continuées aussi longtemps que les muscles et l'articulation n'auront pas recouvré leurs fonctions normales.

Puisque nous en sommes arrivé à parler du massage dans le traitement des fractures, permettez-moi une courte digression sur ce sujet afin de vous dire ce qu'il faut penser ici de sa valeur thérapeutique.

En 1886, le D$^r$ J. Lucas-Championnière faisait à la Société de chirurgie de Paris une communication sensationnelle sur une nouvelle méthode qui, dans le traitement des traumatismes et, notamment des fractures, lui avait donné des résultats inespérés, il voulait parler de la mobilisation précoce par le massage.

Les chirurgiens, loin de partager l'enthousiasme de leur collègue, réservèrent à son rapport un accueil plutôt froid.

Jusqu'à cette époque, en effet, il était admis sans conteste que toute fracture devait être traitée par l'immobilisation la plus absolue, que le repos complet du membre lésé dans un appareil de contention était la condition *sine quâ non* du succès.

Lucas-Championnière, rompant avec toutes les traditions, prônait, contre l'avis de tous, la mobilisation par le massage, et, par des documents probants basés sur une heureuse statistique, il démontrait la supériorité de sa méthode sur les procédés usuels. Grâce à elle, dit-il, la douleur disparaît rapidement, les exsudats se résorbent, le gonflement et l'ecchymose s'effacent, les tissus se détendent, le membre parésié recouvre ses fonctions, les ligaments tiraillés et les muscles contracturés reprennent leur souplesse, la nutrition est activée, l'atrophie disparaît et la formation du cal est accélérée.

Nous ne voulons pas faire ici le procès du massage qui, dans la thérapeutique des contusions et des fractures, doit être considéré comme une innovation heureuse tout à l'honneur de son promoteur. Nous-mêmes avons été à même de constater, dans maintes circonstances, les avantages de la nouvelle méthode et sa supériorité, dans certains cas, sur l'immobilisation à outrance des membres fracturés qui est susceptible de compromettre à tout jamais leurs fonctions par les troubles trophiques qu'elle entraîne.

Toutefois, il y a lieu de reconnaître que bon nombre de partisans de ce mode de traitement, en véritables apôtres aveuglés par leur enthousiasme, ont poussé un peu loin leurs assertions ; pour mieux exalter les avantages du procédé nouveau, ils les ont tout simplement exagérés au détriment de la vérité et même du bon sens. Lisez les communications qui ont été faites sur cette question et vous serez surpris de constater avec quelle désinvolture leurs auteurs ont cru devoir jeter le discrédit sur les appareils de contention employés universellement dans le traitement des fractures au profit de la mobilisation ; à leur avis, le plâtre doit être délaissé dans la majorité des cas, on le bannira comme inutile et dangereux ; désormais, il doit être proscrit: le voilà frappé d'excommunication.

« Le traitement le plus efficace des fractures, écrit J. Lucas-Championnière, c'est le massage..... il faudrait trouver moyen de masser toutes les fractures. » Plus loin, il ajoute : « Je n'hésiterais pas à masser toutes les fractures avec plaie assez étroite pour être évitée par les manœuvres et je n'admettrais pas que la plaie fût un incident de nature à priver du massage justement certains sujets auxquels il doit rendre les plus grands services. »

Plus n'est besoin d'immobilisation prolongée, les fractures bimalléolaires n'échappent pas à la règle : au bout de dix jours, les malades de Championnière mettent le pied à terre et, après trois semaines de massage à l'hôpital, ils partent à l'asile de convalescence de Vincennes.

A en juger d'après les communications des partisans de la nouvelle méthode, bon nombre de médecins et d'étudiants se sont imaginé qu'il y avait là une révolution, que le massage était applicable à toutes les fractures et qu'il remplaçait avantageusement l'immobilisation : « Funeste erreur, Messieurs, dit Pierre Delbet dans une de ses leçons, et qui a déjà fait bien des infirmes. Il y a, de par le monde, pas mal de membres qui sont effroyablement déformés pour avoir été traités ainsi. Sachez bien que le massage seul n'est applicable qu'aux fractures qui ne présentent aucun déplacement, c'est-à-dire aux fractures de la malléole externe et à quelques rarissimes fractures du radius. Toutes les fois qu'une fracture présente un dé-placement quelconque, le premier devoir est de la réduire et de l'immobiliser. Plus tard et seulement alors quand la consolidation commence à se faire, vous pouvez recourir au massage pour refaire les muscles, assouplir les articu-lations, abréger la durée de la convalescence. » En un mot, soyez plus sobre de massage, surtout lorsque vous vous trouvez en présence d'une fracture siégeant sur la continuité d'un os long d'un membre offrant un certain degré de déplacement.

Ne faites pas comme ce candidat qui, interrogé à l'examen sur le traitement des fractures de cuisse, répondit, sans hésiter, qu'il commencerait par les masser. Inutile de décrire la stupéfaction du juge. Que le ciel vous garde bien de ne jamais tomber entre les mains de ces fanatiques du massage !

— Tout récemment, je fus appelé par mon très distingué beau-frère, Élie Chateau, actuellement externe des hôpitaux, pour observer dans un service de Beaujon un malade atteint de cal vicieux consécutif à une ancienne fracture de Dupuytren. La déviation du pied en dehors était considérable, le coup de hache très net et le valgus des plus prononcés : mon avis était d'intervenir pour restituer au membre sa fonction compromise.

Pour une raison que j'ignore on crut devoir s'abstenir et, sans doute, à titre de consolation, on conseilla au malade le massage. Je vous laisse juger du résultat.

En résumé, d'après les partisans du massage, plus de contre-indications ; toutes les fractures seront mobilisées, aux mains le plus souvent malpropres des masseurs généralement étrangers aux principes de l'asepsie, vous livrerez sans hésiter les fractures compliquées de plaie et les craintes de la septicémie seront négligeables comparées aux avantages inappréciables de la mobilisation.

Prenez patience, ces chauds défenseurs d'une méthode que rien n'arrête vous conseilleront bientôt la mobilisation des arthrites tuberculeuses et, à les entendre, rien ne dit que les néoplasmes eux-mêmes, sans distinction de nature, ne se résorberont pas comme par enchantement sous leur main bienfaisante.

Tout récemment encore, le D<sup>r</sup> Dagron lisait devant la Société médico-chirurgicale un rapport dans lequel il recommande la mobilisation comme étant le meilleur mode de traitement de la phlegmatia alba dolens des femmes en couches. Suivant lui « la mobilisation précoce favorise la résorption de ces lacs sanguins, de ces véritables bouillons de culture que respecte l'immobilisation » ; cette idée est juste mais incomplète et, pour ne pas laisser de sous-entendu, l'auteur aurait dû ajouter: « qu'elle peut déterminer aussi l'embolie mortelle ».

Ainsi énoncée, cette proposition eût été plus exacte et plus conforme à la vérité.

Laissez donc à leurs illusions mensongères ces hardis défenseurs du massage trop zélés pour les besoins de la cause et rappelez-vous qu'il est des affections qu'il faut à tout prix soustraire aux manœuvres de mobilisation ; elles constituent de véritables *noli me tangere* qui ne sont justiciables que du repos absolu, au début tout au moins. La fracture de Dupuytren, surtout celle accompagnée de déplacement, fait partie de cette catégorie.

β. — *La fracture bimalléolaire est accompagnée d'un déplacement du pied en dehors.*

Dans ce cas, la conduite à tenir est plus délicate. Ici, comme pour toutes les fractures, il faut réduire le déplacement, puis maintenir la coaptation des fragments jusqu'à consolidation parfaite du plâtre. La réduction est, en général, possible, même sans anesthésie chloroformique : mais laissons ici la parole à notre maître, M. le Pʳ Duplay :

« Il importe d'abord (et cette précaution est trop souvent négligée) de placer le membre inférieur dans une position qui facilite la réduction des fragments en supprimant la contracture musculaire, l'un des principaux obstacles à la réduction. On mettra donc le pied dans l'extension forcée, puis on fléchira fortement la jambe sur la cuisse et celle-ci sur le bassin, et, dans cette position qui relâche complètement les muscles de la région postérieure de la jambe, il suffira d'exercer des tractions sur le pied, tandis qu'un aide pratique la contre-extension avec ses deux mains entre-croisées sous la jambe pour replacer les fragments et pour obtenir une réduction qui, souvent, résiste aux tractions les plus énergiques pratiquées sur le membre étendu » (1). Pendant les efforts de réduction, l'opérateur prend le pied à pleines mains : de la main droite, il saisit fortement le talon, la paume de la main gauche appliquée sur le dos du pied, le pouce sous la plante le saisit dans sa totalité ; on exerce alors une traction lente et progressive de façon à vaincre la tonicité musculaire et à désengréner les fragments ; simultanément, on porte le pied en dedans en lui imprimant un certain mouvement de rotation suivant son axe antéro-postérieur de façon à l'incliner légèrement en dedans.

Retenez bien ceci que vous ne devez jamais vous contenter d'un *à peu près*, la réduction doit être complète et la correction parfaite. Vous n'immobiliserez que quand vous aurez acquis la certitude que le pied est dans l'axe de la jambe, que la crête tibiale passe par le deuxième orteil et que le pied fait avec la jambe un angle droit. Ce précepte est capital, si vous ne voulez pas compromettre les fonctions du membre.

Dans la majorité des cas, la correction de la déviation est possible et l'anesthésie chloroformique, en annihilant la contracture musculaire, facilite singulièrement la tâche du chirurgien ; toutefois Marc Séc, Polaillon, Labbé et

---

(1) S. DUPLAY. Leçons de clinique chirurgicale de l'Hôtel-Dieu, novembre 1899.

A. Desprès ont signalé des cas où ils n'avaient pu parvenir à faire la réduction des fragments. Ces causes rares d'irréductibilité peuvent être dues à l'interposition d'un fragment osseux arraché du tibia (Desprès, Soc. de chirurgie, 1880), ou à des lésions de l'astragale, qu'il s'agisse d'une fracture ou d'une luxation de cet os. Ces cas d'irréductibilité préventive sont justiciables d'une intervention immédiate. Il faut ouvrir l'articulation, même s'il n'y a pas de plaie, enlever l'obstacle qui s'oppose à la réduction, et, s'il est impossible de l'enlever, faire une résection immédiate suivant le procédé indiqué plus loin.

γ. — Le déplacement est compliqué de plaie. Dans ces formes graves, on doit se comporter comme dans toutes les fractures compliquées : on nettoiera la plaie avec du savon et du sublimé chaud ; on s'assurera qu'elle ne communique pas avec l'articulation ; si l'articulation est ouverte, il est indiqué d'endormir le sujet pour réaliser une antisepsie rigoureuse de toute la région ; la plaie sera ensuite recouverte de gaze antiseptique et drainée.

On fera la réduction des fragments, sans se préoccuper de la plaie, et on terminera par l'application d'un appareil plâtré amovo-inamovible si les dégâts sont considérables et suivant les indications.

B) Maintenant que nous avons tracé la conduite à observer dans les différentes variétés de fractures récentes de Dupuytren, nous croyons le moment venu de procéder dans ce chapitre à une étude comparative des divers modes de traitement chirurgical employés jusqu'à ce jour dans la cure des fractures bi-malléolaires anciennes et *vicieusement consolidées*, étude que nous compléterons par l'exposé d'une méthode nouvelle qui, selon nous, doit être considérée, dans les cas rebelles, comme le procédé de choix.

Avec notre excellent maître, le D' Lejars, nous dirons que c'est une question de chirurgie du plus haut intérêt et appelée à rendre les plus grands services que celle de l'intervention sanglante dans les déformations des membres consécutives aux fractures. A cause de la défectuosité du traitement et, il faut l'avouer, en dépit même des appareils les mieux faits, les fractures mal consolidées sont loin d'être rares même dans les grands centres, et, *a fortiori*, dans les milieux où l'assistance médicale est moins régulière.

Grâce aux progrès de la chirurgie actuelle, ces estropiés ne sont plus des incurables, puisqu'elle possède à sa disposition des méthodes excellentes de redressement des membres.

Nous serons très brefs sur *l'ostéoclasie* qui ne constitue pas à proprement parler une intervention chirurgicale et qui, aujourd'hui, est, à juste titre, presque complètement délaissée.

C'est un procédé brutal auquel recouraient jadis les chirurgiens dans les déviations résultant des luxations non réduites ou des fractures mal consolidées.

Pendant longtemps le redressement forcé fut réalisé par l'ostéoclasie manuelle. On ramenait de force le pied dans une direction meilleure en brisant les malléoles et, en faisant appel au poignet vigoureux d'aides bien musclés, on arrivait quelquefois et, souvent après plusieurs mois, à des corrections très utiles au point de vue fonctionnel.

Dans ces dernières années, le perfectionnement des

ostéoclastes a permis d'aller plus loin et de réussir là où s'arrêtait la puissance des mains. Trélat, en 1882, faisait construire par Collin un appareil spécial et bientôt Robin brisait avec son instrument les cals les plus résistants. Au Congrès français de chirurgie de 1886, E. Vincent, exposant les résultats qu'il avait obtenus dans la cure des pieds-bots par les diverses méthodes de traitement, rejette presque la tarsectomie qui ne lui avait donné que des résultats imparfaits et propose « l'application de l'ostéoclasie à ces formes rebelles de pieds-bots qui ont résisté aux ténotomies et aux massages forcés et qui semblent tenir leur gravité d'une torsion en dehors de l'extrémité inférieure des os de la jambe (1). »

Ce procédé fut employé avec assez de succès, mais il est surtout applicable aux déviations angulaires et non aux déviations des pieds-bots ; les appareils que nous possédons aujourd'hui permettent d'obtenir, en effet, une pression assez localisée pour qu'on puisse faire porter la rupture sur l'angle même de la coudure, ce qui donne le maximum d'effet utile. Mais, on ne saurait nier qu'un trait de ciseau fera l'œuvre de l'ostéoclaste avec plus de précision et à moins de frais. A l'heure actuelle, nous pouvons sans danger porter le ciseau dans ces masses informes, les tailler, les sculpter à loisir pour les adapter dans des rapports exacts et, ce serait être en retard sur le mouvement chirurgical, que de s'en tenir à ces moyens barbares que légitimait autrefois l'absence des notions de l'antisepsie.

------

(1) F. Lejars. Leçons de chirurgie de la Pitié. Paris, 1895.

Les premières interventions qui furent faites en vue de corriger les attitudes vicieuses du pied portèrent tout d'abord sur les parties molles que l'on accusait de contribuer aux déformations par leur rétraction progressive. On fit la section sous-cutanée du tendon d'Achille (Bérard), puis celle des tendons des péroniers latéraux (Verneuil) : mais on abandonna rapidement ces procédés qui ne permettaient qu'une correction relative pour s'adresser aux lésions osseuses, au cal lui-même, agent de tout le mal ; c'est alors que vint l'idée de pratiquer des opérations anaplastiques par diérèse des parties dures dans le but de redresser les difformités du squelette ; on fit des ostéotomies orthopédiques qui donnèrent les résultats attendus. Avant d'énumérer les diverses variétés d'ostéotomie, il est bon, croyons-nous, de préciser le sens exact de ce terme. Comme l'indique son étymologie, il signifie section osseuse ; cette section peut être faite en n'importe quel point de l'os, elle peut être réalisée près d'une articulation, l'ouvrir même, mais elle ne doit jamais, sous peine de perdre son nom, avoir pour but et pour effet de supprimer partie ou totalité de la surface articulaire ; tel est le caractère fondamental qui sépare l'ostéotomie (section de l'os dans sa continuité) de la résection articulaire (section dans la contiguïté)..

Il faut remonter pour ainsi dire aux premiers âges de la médecine pour trouver la première mention de l'ostéotomie.

Hippocrate paraît, en effet, en avoir conseillé la pratique dans le traitement des cals vicieux. Après lui, Celse et Paul d'Egine semblent avoir également indiqué ce procédé. Mais il faut arriver jusqu'en 1815 pour voir l'ostéotomie soumise à des règles précises. C'est un chirurgien français du nom de Lemercier qui fit cette première opération sur le tibia, après lui, Wasserführ et Riecke la pratiquèrent sur le fémur (1826).

Malgaigne, partisan de la méthode, conseilla l'ostéotomie sous-cutanée (1); mais ce mode de traitement des cals vicieux fut bientôt abandonné en France où il avait pris naissance et ne fut remis en faveur que quelques années plus tard par Richet en 1874, par Bœckel en 1875 et par Le Fort en 1878. Gangolphe, dans sa thèse inaugurale sur l'ostéotomie des cals vicieux, résume les notions acquises sur cette question et rapporte à l'appui de la méthode nouvelle soixante-sept observations empruntées à Gurlt, à Ollier et à Poncet (2).

Dans le traitement du pied-bot traumatique consécutif au cal vicieux, on a imaginé plusieurs procédés d'ostéotomie. Le plus ancien est la section linéaire de l'os qui porte au lieu d'élection, c'est-à-dire au niveau de la difformité qu'elle permet de corriger en plaçant les fragments dans les conditions les plus favorables à une consolidation régulière. C'est ainsi qu'opéraient Paul d'Egine, Lemercier, Wasserführ (de Stettin), Langenbeck (de Berlin), Mayer (de Würtzbourg), Smith (de Dublin) et le Pr Richet (3).

Comme c'est ici le péroné qui présente le maximum de déplacement, c'est sur lui que doit porter la section

---

(1) MALGAIGNE. Traité des fractures et des luxations (1847).
(2) GANGOLPHE. De l'ostéotomie des cals vicieux. *Thèse*, Lyon, 1882.
(3) CAMPENON. *Thèse d'agrégation*, 1883.

linéaire qui permettra, dans certains cas, de ramener en dedans la malléole externe et de corriger la position du valgus (1). Voici d'ailleurs comment l'on procède : le malade chloroformé et la région aseptisée, vous pratiquez une incision verticale le long de la face externe du péroné, de 9 à 10 centimètres ; vous réclinez les muscles péroniers qui masquent l'os, vous déterminez le siège du cal qui est à environ 6 centimètres de la pointe malléolaire : après incision et décollement du périoste que vous écar-tez avec la rugine courbe, vous faites la section transversale de l'os à l'aide de l'ostéotome et du maillet.

L'ostéotomie faite, l'inflexion forcée du pied en dedans suffit quelquefois à réaliser une correction parfaite et c'est pour cette raison qu'il semble de bonne pratique de commencer toujours par l'ostéotomie du péroné et de chercher à faire le redressement avant d'aller plus loin (S. Duplay, Polaillon, Gangolphe, F. Lejars, P. Delbet).

A l'ostéotomie linéaire transversale, on substitue de nos jours, avec raison d'ailleurs, *l'ostéotomie linéaire oblique* qui n'offre pas les inconvénients de la première. Celle-ci, en effet, n'assure pas le contact des fragments après la réduction ; la section oblique, au contraire, par l'étendue de sa surface, permet aux fragments supérieur et inférieur de rester toujours en contact pendant les mouvements d'adduction du pied, (Gangolphe, Polaillon, Terrillon, Nélaton et Lejars).

Cette section oblique du péroné a donné parfois

---

(1) *Thèse* de Junot. Paris, 1893.
*Thèse* de Davin. Paris, 1893.

d'excellents résultats comme le prouvent les deux observations rapportées ci-dessous, dont l'une est due à Nélaton et l'autre à Lejars.

OBSERVATION I

(Nélaton *in* Hennequin.)

Il s'agit d'une malade de 43 ans qui, à la suite d'une chute, se fait une fracture des deux malléoles. On l'immobilise dans une gouttière en fil de fer sans faire aucune tentative de réduction. Au bout d'un mois, elle se lève, mais il lui est impossible de marcher. Ne pouvant faire usage de son membre, elle entre à la maison Dubois, dans le service de M. le D<sup>r</sup> Nélaton. L'examen de la malade permet de constater une déviation très marquée du pied en dehors et la présence d'un énorme cal vicieux au niveau de l'ancienne fracture ; le fragment inférieur du péroné est dévié en dehors et en arrière, formant avec le fragment supérieur un sinus ouvert en avant et en dedans. Les deux malléoles sont augmentées de volume bien que l'interne ne paraisse pas avoir été fracturée ; la saillie qu'elle forme est une conséquence de l'abduction du pied, ce dernier repose à plat sur le sol, à la manière d'un valgus, pied plat. Il n'y a pas de contracture musculaire permanente.

M. Nélaton pratique l'ostéotomie du péroné le 28 janvier 1892. Après asepsie, une incision verticale longue de 5 centimètres, dont le milieu correspond au niveau de la fracture, est faite sur la face externe du péroné. Elle comprend tous les tissus mous jusqu'à l'os qui est dénudé dans une étendue un peu moindre au moyen d'une rugine courbe.

Hémostase par la bande d'Esmarch. Le péroné est sectionné au-dessus de sa malléole avec un ostéotome à onglet. Le plan de section est antéro-postérieur en même temps que dirigé de haut en bas et de dehors en dedans sans qu'on se soit occupé du trait de fracture. Le fragment inférieur, placé au côté interne du supé

rieur, regarde en dehors, par sa surface de section, le supérieur
en sens contraire.

La direction donnée à la section avait pour but de conserver
le contact des fragments lorsqu'on porterait le pied en adduction,
et quand on ramènerait le talon en avant, l'extrémité supérieure
du fragment inférieur pourrait, sans perdre le contact du supérieur, exécuter un mouvement de bascule d'avant en arrière.

Aussitôt après la section, en déployant une certaine force, le
pied put reprendre sa position normale et même la dépasser un
peu dans le sens de l'adduction. Irrigation de la plaie opératoire,.
suture profonde au catgut, des téguments au crin de Florence.
Nouvelle irrigation, pansement à la gaze iodoformée. Appareil
plâtré pendant que le pied est maintenu dans une bonne position
et à angle droit. Après dessiccation on enveloppe la jambe et le
plâtre dans du coton hydrophile, puis de la ouate ordinaire comprimée par une bande de toile.

L'opérée est reportée dans son lit et sa jambe placée sur un
coussin formant un plan incliné ascendant.

Suites normales sans accident.

21 *février*. — Levée de l'appareil plâtré. Réunion parfaite de
la plaie cutanée dont les points de suture sont enlevés. Pansement
collodionné. Redressement complet de la difformité. Nouvel appareil plâtré.

22. — La malade se lève, le membre laissé en liberté est soumis au massage.

La malade quitte la maison de santé le 25 mai, marchant bien.
La déviation du pied est complètement corrigée.

Très bon résultat.

OBSERVATION II

(LEJARS *in* DAVIN.)

*Fracture sus-malléolaire consolidée en valgus. Ostéotomie
oblique du péroné.*

Virginie B..., âgée de 57 ans, sans profession, bonne santé

habituelle, entre à l'Hôtel-Dieu, salle Notre-Dame, le 7 juillet 1893.

La malade s'était fait, sans qu'on en connaisse le mécanisme, une fracture sus-malléolaire de la jambe gauche qui avait été traitée par l'immobilisation dans un appareil plâtré. Quand on avait enlevé celui-ci, la jambe présentait une déformation et une déviation considérables. La marche, très difficile, condamnant la malade à l'inaction, elle entre alors à l'hôpital et demande l'assistance chirurgicale.

On constate à ce moment que le bas de la jambe forme une forte courbure à concavité externe, le pied est en valgus très prononcé, la crête du tibia prolongée par la pensée tombe en dehors du pied. La malléole interne forme une saillie sous la peau qui cependant est saine. Le pied repose à terre par son bord interne.

Dans ces conditions M. Lejars se décide à intervenir par l'ostéotomie.

Le 17 juillet, après anesthésie et soins antiseptiques, M. Lejars fait sur la face externe du péroné, au niveau de la coudure, une incision allant jusqu'à l'os, sans découvrir la pointe de la malléole péronière. Il décolle avec la rugine courbe le périoste sur une certaine longueur, puis il sectionne le péroné avec l'ostéotome en dirigeant son tranchant en bas et en dedans. Le pied se laisse alors redresser et placer en position régulière. On lave la plaie à l'acide phénique. Un premier plan de sutures, surjet au catgut, comprend les parties molles, muscles et aponévroses, un second plan de sutures au crin de Florence réunit les bords de la plaie cutanée. Lavage antiseptique et pansement à la gaze iodoformée.

Par-dessus le pansement on applique un plâtre ; le pied est maintenu en bonne position jusqu'à dessiccation de l'appareil.

Pas de réaction fébrile, bon état des voies digestives.

Vers le 10 août l'appareil est enlevé, on constate que le pied s'est maintenu en bonne position et que la consolidation s'est faite. Peu de jours après, la malade commence à marcher ; elle part le 24 août pour le Vésinet avec une amélioration déjà très marquée de la fonction.

Toutefois, la section oblique du péroné ne permet pas souvent de corriger la difformité du membre ; dans nombre de cas, on est obligé d'agir également sur le tibia.

D'ailleurs, si l'on se rappelle que la fracture a intéressé les deux os de la jambe, que le déplacement est imputable aux doubles lésions tibiales et péronières ayant modifié la mortaise articulaire, on comprendra facilement la nécessité de cette intervention.

Pour la pratiquer, on ostéotomise d'abord le péroné suivant les règles indiquées plus haut, puis, sur le relief du tibia et parallèlement à la première, on trace une seconde incision verticale de 8 centimètres partant du sommet de la malléole interne. A l'aide de la rugine courbe, on décolle le périoste épaissi, puis, avec le ciseau et le maillet, on fait une ostéotomie transversale au niveau de la malléole interne. Arrivé près de la face cartilagineuse de cette tubérosité, on arrête la section et on rompt la lamelle osseuse qui n'a pas été sectionnée en portant le pied dans une forte abduction. Il se produit un craquement indiquant que l'os s'est rompu ; on peut procéder alors à la correction de l'attitude vicieuse.

Certains auteurs préconisent la suture osseuse à l'aide de fils d'argent pour assurer un contact parfait des fragments et les fixer en bonne position ; notre maître Pierre Delbet a suturé, dans un cas, la malléole externe au péroné avec un fil d'argent, mais il ne craint pas d'avouer que le fil n'est pas assez rigide pour s'opposer au déplacement de la malléole externe, et que, si celui-ci ne s'est pas reproduit, chez son opéré, c'est grâce à l'appareil plâtré et non au fil d'argent.

Avec cet auteur, nous croyons que la suture des fragments est un temps au moins inutile dans ce genre d'intervention. L'ostéotomie linéaire des deux os de la jambe
ne donne pas toujours des résultats satisfaisants, surtout
lorsque la déviation du pied en valgus est considérable. Il
est alors nécessaire pour obtenir une correction parfaite
de faire subir à l'un des deux os une perte de substance.
On s'adresse généralement au segment inférieur du tibia
dont on enlève un coin osseux à base interne.

L'*ostéotomie cunéiforme* du tibia fut pratiquée pour la
première fois par Warren, de Boston, en 1823, chez un
malade atteint de cal vicieux ; elle fut répétée en 1833 par
Korzeniewsky, de Vilna, mais c'est encore un chirurgien
français, de Rochefort, du nom de Clémot qui, le premier,
en 1834, eut le mérite de fixer les règles précises de cette
opération qui porte aujourd'hui son nom.

En 1879, notre maître, M. le Pr S. Duplay, ayant
vainement pratiqué contre un cal anguleux à sommet
interne la section linéaire du tibia et du péroné et ne
pouvant pas obtenir le redressement du membre, dut
recourir, en dernier ressort, à l'excision cunéiforme du
tibia avec la scie à chaîne. Le résultat fut des plus remar-
quables. « Lorsque l'ostéotomie du péroné seul ne permet pas de réduire la difformité, on doit, dit-il, séance
tenante, pratiquer l'ostéotomie du tibia au niveau de la
malléole interne. Mais ici, bien plus encore que pour le
péroné, une ostéotomie linéaire serait insuffisante et, il
est nécessaire — en raison de l'épaisseur de la masse de
la malléole interne — de pratiquer une section cunéiforme
à base interne. L'angle ainsi ouvert en dedans permet de

reporter la malléole dans la direction du tibia et de redresser le pied. A mon avis, c'est l'opération de choix qui convient en particulier aux cas compliqués (1). » Pour la réaliser, voici comment l'on doit procéder : Après la section oblique du péroné au niveau du cal que l'on excise selon l'indication, on pratique sur le tibia, parallèlement à l'incision externe, une seconde incision de 8 centimètres environ et partant du sommet de la malléole interne. Après le décollement du périoste à l'aide de la rugine courbe, on fait l'excision cunéiforme du tibia avec le ciseau de Mac-Ewen et le maillet.

A 1 centimètre au-dessus du trait de fracture, on pratique une section linéaire que l'on dirige en bas et en dehors : la seconde section doit commencer à 5 millimètres au-dessus de la base du fragment inférieur malléolaire, le trait doit être oblique en haut et en dehors de façon à rejoindre le premier à une profondeur de 15 millimètres environ sans ouvrir l'articulation. Après avoir fait sauter le coin osseux, vous tentez le redressement du membre par des mouvements forcés d'adduction et de flexion du pied ; généralement, le reste du cal cède sous la pression des mains de l'opérateur et le valgus disparaît.

Ce mode d'intervention a donné de nombreux succès, comme le démontrent les trois cas rapportés par M. Reynier (2), les deux observations de MM. Decès et Doyen, de Reims (3) (voy. plus loin), un cas de M. Poncet, de

---

(1) S. Duplay. Leçons de clinique chirurgicale de l'Hôtel-Dieu, 1899.
(2) Rapport de M. Perrier. *Société de chirurgie*, 1888.
(3) Congrès de chirurgie, 1886.

Lyon (1), les cinq cas du P<sup>r</sup> Ollier (1880) et les trois observations du P<sup>r</sup> Duplay que nous allons rapporter et que nous empruntons au travail de Louart (2) et de Junot (3).

OBSERVATION I

(Décès et Doyen, de Reims.)

*Fracture bi-malléolaire consolidée en valgus avec ulcération. Ostéotomie cunéiforme du tibia. Ostéotomie du péroné.*

Il s'agit d'un homme de 59 ans, d'une bonne constitution. Environ cinq mois avant que je le visse, il avait, à la suite d'une chute, été atteint d'une fracture bi-malléolaire de la jambe gauche. Soit indocilité du malade, soit insuffisance de l'appareil, la consolidation s'était faite dans les conditions les plus fâcheuses. En effet, quand je le vis pour la première fois, il y avait une impossibilité complète non seulement dans la marche, mais même dans la station. Le pied gauche fortement dévié en dehors formait avec la jambe un angle presque droit ouvert en dehors, et ne reposait sur le sol que par son bord interne. Les fragments de la fracture, consolidés vicieusement, ne permettaient aucun redressement, et de plus la saillie de la malléole interne avait ulcéré la peau, qui présentait à son niveau une plaie fongueuse, arrondie, de 3 à 4 centimètres de diamètre.

Ce malade, ne pouvant plus ni travailler, ni marcher, était disposé à subir l'amputation de la jambe, plutôt que de rester dans un état pareil.

Après l'avoir bien examiné, je pensai que la résection d'un coin du tibia pourrait me permettre de rétablir la rectitude et les

---

(1) *Lyon médical,* 1883.

(2) Th. LOUART. *Thèse,* Paris, 1896.

(3) JUNOT. *Thèse,* Paris, 1893.

fonctions du membre et je fis entrer le malade dans mon service, où j'opérai le 13 juillet 1886 avec l'aide de M. le D' Doyen.

Toutes les précautions antiseptiques prises, du côté de l'opérateur, des instruments et de l'opéré, je fis sur la face interne de la région malléolaire une incision elliptique, dépassant en haut et en bas les limites de l'ulcération, s'étendant en avant jusqu'au milieu de l'espace inter-malléolaire et en arrière jusqu'au tendon d'Achille. La peau fut détachée avec toute l'ulcération en ménageant, bien entendu, les tendons.

La malléole tibiale, se trouvant ainsi à nu, nous présenta un peu d'ostéite, mais l'inflammation n'était que superficielle et ne paraissait pas avoir gagné l'articulation. Alors, avec le ciseau de Mac-Ewen, je détachai un cône osseux comprenant la malléole tibiale tout entière et une lame de plus en plus mince du tibia jusqu'à l'articulation tibio-péronière.

A l'aide d'une petite incision sur la face externe, nous pûmes introduire le ciseau de Mac-Ewen, rompre le cal vicieux du péroné et rien ne s'opposa plus au redressement normal du pied.

J'ajouterai que l'astragale, étant tout à fait sain, fut complètement respecté.

Après un lavage soigneux de l'articulation, le pied fut mis dans la position normale, les lèvres de la plaie suturées au crin de Florence et un drain antérieur, ainsi qu'un drain postérieur, placés aux deux extrémités. Puis le membre, pansé suivant la méthode de Lister, fut placé dans une gouttière plâtrée. Les suites de l'opération furent des plus simples ; aucun accident : la température n'atteignit qu'une fois 38° et dès le lendemain le malade, qui ne souffrait pas, nous demandait à manger.

Le premier pansement fut laissé en place pendant trois semaines ; lorsque nous le changeâmes, la plaie était réunie partout, sauf en un point limité de sa partie médiane qui avait été un peu tiraillée par la suture.

Même pansement, laissé également en place pendant trois semaines, et alors nous trouvons le membre dans l'état le plus satisfaisant.

Pas de mobilité en travers, le pied, parfaitement droit, a sa position et sa forme normales, on peut lui faire exécuter des mouvements spontanés ou provoqués sans déterminer de douleurs. Le malade se lève et peu à peu s'habitue à s'appuyer sur son pied.

Enfin, il sort de l'hôpital, le 25 septembre, complétement guéri. Nous constatons à sa sortie que la jambe gauche ne diffère de la droite que par un raccourcissement de un centimètre et demi à peine et des mouvements moins étendus de l'articulation tibio-tarsienne, mouvements qui me paraissent devoir gagner encore.

OBSERVATION II

(Inédite; service de M. le P<sup>r</sup> DUPLAY, recueillie par M. le D<sup>r</sup> DEMOULIN, chef de service.)

*Fracture de Dupuytren vicieusement consolidée. Déviation du pied en valgus. Ostéotomie et résection du péroné. Ostéotomie cunéiforme du tibia.*

R..., garçon meunier, âgé de 37 ans, est entré le 16 novembre 1893, à l'Hôtel-Dieu, salle Saint-Landry, lit n° 16, service de M. le P<sup>r</sup> Duplay.

*Antécédents héréditaires.* — Nuls.

*Antécédents personnels.* — Aucune maladie antérieure à signaler, marié et père d'un enfant de 13 ans, bien portant.

L'accident remonte au 16 janvier 1893. Conduisant des chevaux étant en état d'ébriété, il tombe et se trouve dans l'impossibilité de se relever ; il ne peut expliquer ni la nature ni le mécanisme de l'accident. Le médecin qui le voit le lendemain constate une fracture au niveau du cou-de-pied et applique deux attelles remontant à mi-jambe et maintenues par une bande roulée. Le gonflement énorme de la région empêche de diagnostiquer exactement la lésion.

Il y avait au dire du malade une déviation du pied en dehors que le médecin essaya plusieurs fois mais en vain de corriger.

Au bout de deux mois, le patient quitte le lit et essaye de marcher sans pouvoir y parvenir.

Au mois d'avril 1893, il commence à s'appuyer sur le membre malade, mais il éprouve de vives douleurs et peut à peine faire quelques pas. Petit à petit, il marche davantage, mais d'après son expression, il n'a pas fait 100 mètres qu'il est obligé de s'arrêter, en raison des douleurs qu'il éprouve dans le pied et de la fatigue qu'il ressent dans tout le membre. Il traîne ainsi jusqu'au mois de novembre 1893, époque à laquelle il entre à l'hôpital.

Son état général est bon ; c'est un homme gras et vigoureux, mais éthylique. Le malade se plaint de la région de l'articulation tibio-tarsienne du côté droit.

Ce qui frappe à première vue, c'est l'élargissement considérable du cou-de-pied dans le sens transversal et l'ulcération, large comme une pièce de 50 centimes et bourgeonnante qui siège au niveau de la malléole interne : on ne sent pas de dénudation en enfonçant un stylet. Il n'y a pas de déviation du pied en arrière, mais un valgus des plus prononcés, avec coup de hache caractéristique.

L'extrémité inférieure du tibia est plus volumineuse que celle du côté opposé.

Quand le malade est debout, le pied ne repose plus sur sa pointe, mais sur son bord interne et l'axe du tibia prolongé sur la face dorsale du pied passe en dedans du bord interne du pied.

Il s'agit en définitive d'une fracture de Dupuytren vicieusement consolidée ; de plus, il y a une certaine raideur des articuculations du pied ; limitation des mouvements de flexion et d'extension (tibio-tarsienne), d'abduction et d'adduction (sous-astragalienne). En raison de l'ancienneté de l'accident, M. le Pr Duplay songe à remédier à cette déformation par l'ostéotomie.

Lavage antiseptique de l'extrémité inférieure de la jambe et du cou-de-pied, application de la bande d'Esmarch, anesthésie au chloroforme, puis incision longitudinale de 8 à 10 centimètres sur la face externe du péroné commençant en bas au sommet de la malléole externe. — Ostéotomie du péroné à 6 centimètres environ au-dessus du sommet de la malléole externe ; résection de cet os dans la hauteur d'un centimètre environ, tentative de redressement du pied sans succès.

Alors incision longitudinale de 10 centimètres environ commençant au niveau du sommet de la malléole interne sur la partie moyenne de la face interne du tibia, décollement du périoste de cet os ; ce décollement est facile et montre par le piqueté rouge de l'os qu'il y a là un certain degré d'ostéite ; l'extrémité inférieure du tibia est d'ailleurs très augmentée de volume. Ostéotomie cunéiforme comprenant toute l'épaisseur de l'os jusqu'à l'articulation péronéo-tibiale inférieure ; ostéotomie faite environ deux centimètres au-dessus de la surface articulaire ; ce n'est qu'après section complète de l'os et après diverses tentatives de redressement que le pied peut être enfin remis dans la position normale. Suture complète des deux plaies au fil d'argent sans drainage, et application immédiate d'un appareil plâtré remontant jusqu'à la partie moyenne de la cuisse ; pas la moindre réaction opératoire si ce n'est un peu d'agitation le soir du deuxième jour à cause des antécédents éthyliques ; sous l'action de deux centigrammes de morphine et de vingt gouttes de laudanum, l'agitation ne persiste pas et le malade, d'une tranquillité absolue, sans souci des suites opératoires, ne présente aucun accident. Ablation des fils le dixième jour, réunion par première intention.

L'appareil est enlevé au bout de sept semaines.

L'attitude est très satisfaisante, l'axe de la jambe passe par le deuxième métatarsien.

A cause de l'embonpoint du malade, craignant un affaissement consécutif du cal de l'ostéotomie, M. le P$^r$ Duplay interdit la marche. Il fait pendant quelques jours baigner le patient, frictionner le membre, le laisse respirer en un mot, et fait appliquer huit jours après la levée du premier appareil, un silicate avec lequel le malade quitte l'hôpital. Ce silicate est enlevé au bout de trois semaines, 2 mois et demi, par conséquent, après l'opération et le malade peut alors s'appuyer sans douleur sur son pied.

Malgré tout, il se fatiguait vite et ce n'est guère que six mois après l'intervention qu'il a pu reprendre ses fonctions de garçon meunier charretier.

Le 16 décembre 1895, le malade nous écrit pour nous dire qu'il n'est nullement gêné, qu'il ne se fatigue pas, mais que son pied est encore un peu raide, ce qui nous semble expliquer la légère claudication qu'il accuse.

OBSERVATION III

(DUPLAY, *in* JUNOT.)

*Fracture de Dupuytren vicieusement consolidée. Déviation en valgus. Ostéotomie du péroné. Ostéotomie cunéiforme du tibia. Section sous-cutanée du tendon d'Achille.*

Julie L..., 17 ans ; salle Gosselin, à la Charité, lit n° 11 ; date de l'entrée, 10 décembre 1892, de la sortie, 15 avril 1893.

Pas d'antécédents héréditaires ni personnels : ni scrofule, ni tuberculose, ni syphilis.

Il y a 17 mois, cette jeune fille fit une chute dans un escalier et dans cette chute se tordit le pied droit en dehors. Immédiatement elle ressentit une vive douleur à la partie.inférieure de la jambe, se releva mais ne put marcher. Bientôt après, un gonflement notable apparut au niveau de la région tibio-tarsienne. Elle remarqua une petite plaie au niveau de la malléole interne et constata en même temps que son pied était fortement déjeté en dehors.

Un médecin appelé aussitôt après l'accident appliqua sur la région malade des compresses résolutives, mais ne fit aucune tentative de réduction ; conduite d'autant plus inconcevable qu'il avait constaté la présence d'une fracture, puisque, au dire de la malade, il fit suivre son pansement de l'application, sur la partie inférieure de la jambe, de deux attelles latérales. Mais ces moyens de contention devaient être tout à fait insuffisants, car, si nous sommes bien renseignés, ces attelles ne dépassaient pas le bord inférieur du pied et ne remontaient pas au delà de la partie moyenne de la jambe.

Au bout de trois semaines, la malade ne souffrait plus ; malgré tout, elle resta au lit deux mois et dut, quand elle en sortit, se servir de cannes et de béquilles, pour faire péniblement quelques pas et même se tenir debout ; bref c'était une infirme. Elle l'est restée, et elle est entrée dans le service de M. le P<sup>r</sup> Duplay pour lui demander des soins.

Le jour de l'opération, cette malade présente une difformité choquante ; c'est celle du début qui n'a fait qu'augmenter. Cette difformité est fort complexe : le pied droit est en valgus, l'axe de la jambe prolongé passe en dedans du gros orteil, le bord interne du pied est abaissé, l'externe relevé ; la région plantaire regarde en dehors. On constate une légère rotation du pied autour de l'axe vertical, car sa pointe est un peu déviée en dehors, de plus il est en extension sur la jambe, il y a un peu d'équinisme.

En outre une déchirure de la peau au niveau de la malléole interne a donné naissance à une cicatrice douloureuse à la pression.

Les troubles fonctionnels sont considérables. Dès que la malade pose le pied à terre, le valgus tend à s'accentuer ; elle ressent de vives douleurs dues au tiraillement d'un appareil ligamenteux insuffisamment reconstitué. Si elle arrive à faire quelques pas, c'est au prix de souffrances réelles ; la claudication est des plus manifestes.

En prévision de l'intervention, un pansement humide au sublimé est fait la veille.

Le 20 janvier la malade est amenée à la salle d'opérations.

Un lavage est soigneusement fait du cou-de-pied et du pied. — Application de la bande d'Esmarch ; elle s'arrête au-dessous du genou. La malade est chloroformée. M. le P<sup>r</sup> Duplay entreprend l'opération suivante, dont voici le détail :

1° Incision de 6 centimètres environ sur la face externe du

péroné, aboutissant au sommet de la malléole externe ; on arrive directement sur l'os.

2° Le périoste est divisé avec la pointe du bistouri ; il est décollé avec une grosse rugine, à 1 centimètre au-dessus de la base de la malléole externe. — Le péroné est divisé à ce niveau par le ciseau. Deuxième incision du péroné qui a pour résultat l'ablation d'une rondelle osseuse de deux millimètres d'épaisseur environ. Cette deuxième incision est faite sur le fragment supérieur du péroné. Plusieurs tentatives de redressement restent infructueuses.

3° Sur la face interne du tibia, incision longue de 8 centimètres environ partant du sommet de la malléole interne. Décollement du périoste au niveau de la base de cette malléole. On voit sous le périoste soulevé le trait de fracture siégeant à la base de la malléole. Pour plus de commodité, débridement par incision perpendiculaire à la première, au niveau de la base de la malléole interne. Cette incision s'étend presque jusqu'à la partie moyenne du cou-de-pied en avant, et jusqu'au niveau du tendon d'Achille en arrière. Un décollement plus large du périoste est ainsi rendu possible. Toute la région malléolaire est fortement hypertrophiée, rouge, recouverte d'un périoste épaissi qui se décolle facilement, en un mot, il y a là de l'ostéopériostite.

4° Section cunéiforme du tibia, à base interne. Le trait supérieur, dirigé de haut en bas et de dedans en dehors, commence à un centimètre au-dessus du trait de fracture de la base de la malléole. Le ciseau pénètre facilement car l'os est presque mou.

La deuxième section (l'inférieure), commence à cinq millimètres environ au-dessus du fragment inférieur malléolaire. Son trait se dirige obliquement de bas en haut et de dedans en dehors.

Les deux sections se rejoignent à une profondeur d'un centimètre et demi. Pendant ces manœuvres, l'articulation n'est pas ouverte.

Alors M. Duplay fait des tentatives de redressement par abduction forcée et flexion du pied. Le reste du cal malléolaire qui n'est plus soutenu en dedans, et qui, en somme, a été attaqué, cède sous la pression des mains de l'opérateur. Le valgus disparaît, mais il persiste un peu d'équinisme.

5° Pour le vaincre, M. Duplay procède sur la partie inférieure du tibia à l'ablation d'une petite partie osseuse à l'aide du ciseau. L'équinisme s'améliore, mais n'est pas complètement corrigé.

6° M. Duplay constate que l'équinisme reconnaît surtout pour cause la rétraction du tendon d'Achille. Il fait la section sous-cutanée de ce tendon et l'équinisme disparaît complètement.

7° Le résultat opératoire immédiat étant excellent, les deux plaies sont suturées au fil d'argent. L'ablation de la bande d'Esmarch n'a pas été suivie d'hémorragie.

8° Pansement des plaies à l'iodoforme.

9° Séance tenante, application d'un appareil plâtré (attelle postérieure, attelles latérales, étrier) avec fenêtres laissant les malléoles découvertes. Le pied est maintenu un peu en valgus jusqu'à dessiccation complète de l'appareil plâtré. L'attitude du membre est excellente ; il est mis dans une gouttière.

L'intervention chirurgicale n'a été suivie d'aucun phénomène réactionnel ; pas d'élévation de la température, pouls normal.

Les fils des sutures sont enlevés le 27 janvier, c'est-à-dire sept jours après l'opération.

L'appareil plâtré est levé le 6 mars, quarante-sept jours après l'opération ; le membre est placé dans une gouttière du 6 au 11 mars. La malade fait ses premiers pas le 19 mars, c'est-à-dire deux mois après l'opération. Le résultat obtenu était très satisfaisant. Le membre présentait, comme cela était prévu d'ailleurs, une certaine raideur articulaire ; des massages faits régulièrement trois fois par semaine la firent disparaître.

La malade sort guérie le 15 avril 1893, en remerciant vivement M. Duplay du service qu'il lui a rendu.

### Observation IV
#### (Duplay *in* Juxot)

*Fracture de Dupuytren vicieusement consolidée. Déviation du
pied en valgus. Ostéotomie du péroné. Ostéotomie cunéiforme du tibia.*

François V..., 33 ans, apprêteur, hôpital de la Charité, salle
Velpeau, lit n° 19.

Pas d'antécédents héréditaires ni personnels.

A la suite d'une chute sur laquelle le malade ne fournit que
des explications fort vagues, le malade entra dans le service de
M. le P$^r$ Duplay, pendant les grandes vacances de 1892 ; le 22
octobre dernier. Le chirurgien qui remplaçait M. Duplay constata
tous les signes d'une fracture de Dupuytren avec déviation du
pied en dehors, et après l'avoir réduite appliqua un appareil
plâtré. Vingt jours plus tard ce premier appareil fut levé et remplacé par une botte silicatée.

Le 43$^e$ jour après l'accident, le malade fut envoyé à Vincennes ; c'est là que le deuxième appareil fut retiré et qu'on
constata la déformation pour laquelle on le renvoya dans le service où il avait été soigné.

Le jour où M. le P$^r$ Duplay intervient pour rendre à ce malade l'usage de son membre inférieur, environ six mois après
l'accident, le membre lésé se présente dans l'état suivant :

Le pied droit est en valgus, son ensemble se trouve en dehors
de l'axe de la jambe prolongé. Le bord interne du pied est
abaissé, l'externe relevé ; la région plantaire regarde en dehors.

Il n'y a pas de déviation de la pointe du pied en dehors, pas
d'équinisme, pas de déplacement de l'astragale en arrière.

On constate, en outre, l'élargissement du diamètre bi-malléolaire ; du côté externe de la jambe, le coup de hache ; du côté
interne, la saillie de la malléole interne et la déviation de son

sommet en bas et en dehors ; l'extrémité inférieure du tibia est beaucoup plus grosse qu'à l'état normal surtout du côté interne. Il y a là une forte saillie, une sorte de cal exubérant qui fait qu'on songe non à un arrachement de la malléole seule à sa base, mais à un arrachement du plateau tibial supportant la malléole interne.

Les troubles fonctionnels sont très accentués, le malade se traîne péniblement à l'aide d'une canne, c'est un infirme. Le 27 janvier 1893, M. le P<sup>r</sup> Duplay pratique l'opération suivante :

Après lavage antiseptique de l'extrémité inférieure de la jambe et du coup-de-pied, on applique la bande d'Esmarch et le malade est anesthésié à l'aide du chloroforme :

1º Sur le côté externe de la jambe, on mène une incision longitudinale et parallèle à l'axe du péroné sur la face externe de cet os, longue de 10 centimètres environ et partant du sommet de la malléole externe ;

Le périoste est décollé avec la rugine, vers la partie moyenne de l'incision, sur une étendue de 4 centimètres environ.

2º A l'aide de l'ostéotome et du maillet, le péroné est sectionné à 4 centimètres environ au dessus du sommet de la malléole externe. Deuxième incision avec l'ostéotome, elle a pour résultat l'ablation d'une rondelle osseuse épaisse de 5 millimètres environ. — Les sections achevées, le valgus est très notablement corrigé par adduction du pied en varus, mais le valgus ne disparaît pas complètement.

3º Alors M. Duplay pratique une incision longue de 10 centimètres environ sur la partie moyenne de la face interne du tibia ; incision partant à un centimètre au-dessous de la malléole interne.

Dénudation périostée du tibia ; elle commence au sommet de la malléole et remonte à 5 centimètres au-dessus.

La malléole n'est pas déviée de haut en bas et de dedans en dehors, comme cela avait lieu chez l'opérée qui fait le sujet de l'observation précédente. Elle est dans l'axe du tibia ; le trait de fracture est transversal, dentelé, et passe à 1 centimètre et demi au-dessus de la base de la malléole. Mais toute l'extrémité inférieure de l'os est rougeâtre après dénudation, et paraît très augmentée de volume.

4° Ostéotomie cunéiforme à l'aide de l'ostéotome et du maillet. — L'os est d'abord attaqué à 5 millimètres environ au-dessus du trait de fracture, il est ensuite attaqué par le ciseau à un centimètre au dessous, c'est-à-dire au niveau de la base même de la malléole.

Les deux traits se rejoignent progressivement à une profondeur de 2 centimètres environ.

Alors ont lieu des tentatives de redressement du pied en adduction et en varus pour triompher du léger degré de valgus qui avait persisté. Par ces manœuvres l'opérateur gagne beaucoup mais le redressement n'est pas complet.

5° Comme chez l'opérée de l'observation précédente, on retranche du côté externe du tibia une petite parcelle osseuse qui semble s'opposer au redressement absolu. Pour procéder plus facilement à son ablation, M. Duplay fait un débridement transversal de la peau au niveau de l'interligne tibio-tarsienne dans une étendue de trois centimètres environ. A l'aide d'un écarteur on rétracte en dehors le tendon du jambier antérieur.

6° En procédant au décollement du périoste sur le tibia du côté péronier, M. Duplay trouve un petit fragment osseux interposé entre les deux os. Il le cisaille et le redressement devient parfait.

7° Suture sans drainage, au fil d'argent, des plaies portant sur le côté interne et externe du membre. Gaze iodoformée.

8° Application d'un appareil plâtré. Le pied mis à angle droit avec la jambe et un peu en varus est maintenu dans cette position jusqu'à dessiccation complète de l'appareil. L'attitude est parfaite. Le résultat opératoire est excellent.

Au bout de six semaines, le plâtre est enlevé. Le malade marche pour la première fois deux mois après l'opération, s'appuyant sur une béquille et une canne. Dès la levée de l'appareil on a fait du massage qui a redonné de la souplesse à l'articulation tibio-tarsienne et quand, le 4 juillet 1893, le malade est sorti de l'hôpital, il marchait facilement même sans appui.

Mais la mobilisation des deux malléoles par l'ostéotomie ne permet pas toujours d'obtenir la réduction, on met alors à nu la face antérieure du tibia pour s'assurer que l'obstacle n'est pas dû à la présence d'un fragment osseux arraché du tibia et vicieusement consolidé ; dans ce cas, il faut le réséquer et la réduction se fait habituellement. Si l'équinisme du pied persiste, il est indiqué d'en rechercher la cause pour la combattre : est-il dû à la rétraction du tendon d'Achille, on fera la ténotomie sous-cutanée ; mais si l'attitude vicieuse est occasionnée par la présence d'un cal formé par le bord antérieur du plateau tibial hyperostosé, on agira directement sur le cal et on le résèquera.

Dans certaines fractures anciennes vicieusement consolidées, la réduction peut être rendue impossible par la présence de brides fibreuses qui fixent l'astragale à l'une des malléoles, à l'externe le plus souvent ; elle n'est alors réalisable que si, au cours de l'intervention, on détache ces adhérences et on libère les surfaces ankylosées (1)(2).

Dans les cas très compliqués, avec délabrement des surfaces articulaires, accompagnés ou non de luxation de l'astragale, certains chirurgiens conseillent l'extirpation partielle ou totale de cet os, procédant ici comme pour la cure de certaines variétés de pied-bot congénital.

-------

(1) S. Duplay. Leçons de clinique chirurgicale de l'Hôtel-Dieu, 1899.
(2) P. Delbet. Leç. clinique Hôtel-Dieu, 1897.

Pendant mon internat à Saint-Louis, j'ai eu deux fois l'heureuse occasion de pouvoir me rendre compte moi-même des résultats immédiats et éloignés de cette intervention qui fut pratiquée sous mes yeux par mon maître, le Dr Morestin, assistant du Dr Richelot et chirurgien très distingué des hôpitaux.

Les deux observations que nous allons rapporter montrent qu'il s'agit ici de deux malades chez lesquels on pratiqua l'astragalectomie totale pour une fracture de Dupuytren ancienne et vicieusement consolidée.

OBSERVATION I

*Fracture de Dupuytren vicieusement consolidée.*
*Astragalectomie. — Guérison.*

Lef..., Amédée, âgé de 43 ans, journalier, entre le 16 août 1898 dans le service du Dr Richelot, à l'hôpital Saint-Louis.

Nous n'avons rien de particulier à signaler dans les antécédents héréditaires et personnels du malade.

L'accident qui l'amène à l'hôpital a eu lieu en février dernier.

Il raconte qu'en voulant sauter un fossé, son pied droit a glissé sur un tronc d'arbre, subissant un violent mouvement de torsion en dehors.

Au moment de la chute, il éprouva une douleur d'une intensité extrême dans toute la région du cou-de-pied, au point qu'il lui fut complètement impossible de se relever. Bientôt un gonflement énorme et une vaste ecchymose envahissaient la région malléolaire.

Vu l'impotence fonctionnelle occasionnée par le traumatisme, on dut le transporter d'urgence à l'Hôtel-Dieu de Toulouse où l'on procéda, sous le chloroforme, à l'application d'un appareil plâtré.

Le malade se rappelle que le diagnostic porté était : fracture des deux malléoles.

Le membre fut immobilisé pendant 4o jours et massé dès la levée de l'appareil ; mais une phlébite étant survenue, on dut suspendre momentanément les manœuvres de massage et mettre la jambe dans une gouttière ouatée.

Un nouvel incident survint et retarda encore la convalescence du malade : un abcès apparut dans la région de la malléole interne et s'ouvrit dans le pansement, donnant issue à un fragment osseux que l'on dut enlever sous le chloroforme. Le malade guérit assez rapidement de cette petite intervention.

Comme le pied paraissait consolidé en bonne attitude, on permit au malade de se lever et de marcher avec des béquilles ; c'est alors que, se croyant sur le point d'être guéri, il songea à retourner à Paris, qu'il avait quitté depuis plusieurs mois.

Malheureusement, sans aucunes ressources, dans le dénuement le plus complet, il dut aller très péniblement de mairie en mairie implorer les secours nécessaires pour son retour à Paris. Après plusieurs étapes nécessaires, il arriva enfin au milieu des siens, se plaignant de souffrir beaucoup de son ancienne fracture. Il était atteint, en outre, d'une paralysie radiale droite due à la compression déterminée par sa béquille.

C'est dans cet état qu'il se décide à entrer à l'hôpital Saint-Louis, où il est admis dans le service du D$^r$ Richelot, lit n° 3.

*Examen.* — Le lendemain matin de son admission, nous procédons à l'examen du malade. Ce qui nous frappe tout d'abord, c'est un gonflement notable du segment inférieur de la jambe droite, marqué surtout au niveau de la région malléolaire.

Cette tuméfaction contraste singulièrement avec l'atrophie du reste de la jambe. Le pied a subi dans sa totalité une sorte de translation en dehors, au point que l'axe du tibia prolongé est tangent au bord interne du pied. Le coup de hache au-dessus de la malléole péronière est des plus nets : la malléole externe est déjetée en dehors, l'interne hyperostosée fait sous les téguments rouges et minces qui la recouvrent une saillie considérable. L'écartement malléolaire mesure $0^m,09$. au lieu de $0^m,065$.

Le pied a la position du valgus et sa face plantaire est tournée en dehors.

Les mouvements tibio-tarsiens sont limités et un peu douloureux.

Les tissus du pied sont légèrement infiltrés et violacés. Les muscles de la face externe de la jambe et du mollet sont atrophiés.

L'état général est satisfaisant.

La paralysie radiale a guéri, peu à peu, spontanément.

Le Dr Morestin, qui examina après nous le malade, pose le diagnostic non douteux d'ancienne fracture de Dupuytren vicieusement consolidée. Il propose au malade une intervention que celui-ci accepte sans hésitation, déclarant qu'il ne peut faire usage de son pied.

*Opération.* — Quinze jours après l'entrée du malade à l'hôpital. Anesthésie au chloroforme. Antisepsie des régions à opérer. Pas d'application préalable de la bande d'Esmarch.

Incision légèrement courbe de $0^m,07$ environ sur la partie antéro-externe de l'articulation tibio-tarsienne, en avant de la malléole externe et descendant plus bas que la pointe du péroné. Perpendiculairement à cette première incision, on en pratique une seconde passant immédiatement au-dessous de la pointe de la malléole et venant aboutir au milieu de l'incision verticale. Autre incision parallèle à la première, de $0^m,04$ environ, en avant de la malléole interne et allant jusqu'à elle.

Les os mis à nu, on sectionne avec le bistouri à lame courte les ligaments qui fixent en dedans et en dehors l'astragale aux malléoles et le système fibreux astragalo-calcanéen ; l'astragale ainsi isolé de son système ligamenteux et des adhérences qui l'enclavaient à l'aide de la rugine et du couteau, on le saisit fortement avec le davier de Farabeuf et on l'énuclée de sa mortaise.

Après cette opération assez délicate, faite très habilement par le Dr Morestin, on put ramener sans difficulté le pied dans sa position normale.

On procéda ensuite à la suture des plaies et on plaça un drain de petit calibre dans l'angle inférieur de la plaie externe.

On laissa pendant quatre jours le membre dans une gouttière ouatée, le 5ᵉ jour, on retira le drain et l'on procéda à l'application d'une gouttière plâtrée, en ayant bien soin de maintenir le pied dans son attitude normale et à angle droit avec le tibia. Quand le plâtre fut enlevé, le 38ᵉ jour, le pied avait conservé la position qu'on lui avait donnée.

Après plusieurs séances de massage, le malade quitta le service avec un membre en très bonne attitude et presque complètement guéri.

Nous lui avons recommandé de revenir en cas de souffrance, mais nous ne l'avons pas revu depuis son départ.

OBSERVATION II

Service du Dᵣ RICHELOT. — Lit n° 15

*Fracture de Dupuytren vicieusement consolidée.*
*Astragalectomie.*

G... Auguste, âgé de 42 ans. Mécanicien.

Aucune particularité intéressante à signaler dans les antécédents héréditaires et personnels de ce malade.

Il raconte que le 8 juin 1896, il fit une chute en descendant d'un tramway dans laquelle son pied droit tourna brusquement en dehors. Au moment de l'accident, il ressentit une douleur très vive qui le mit dans l'impossibilité de se relever. Deux agents appelés à la hâte le transportèrent de suite à l'hôpital Beaujon où, après un examen sommaire, on fit le diagnostic de fracture bimalléolaire.

Pour une raison que j'ignore et que je ne puis m'expliquer, la jambe du malade fut simplement enveloppée d'ouate et mise dans une gouttière en fil de fer. On le laissa dans cet état pendant 40 jours. Lorsqu'on enleva la gouttière, on constata sur la malléole interne une petite plaie superficielle dont la surface était recouverte d'un exsudat purulent. Après quelques pansements antiseptiques, la guérison de la plaie était complète.

Considéré comme guéri et malgré une légère boiterie qui l'obligeait à s'aider d'un bâton, on l'envoya à l'asile de convalescence de Vincennes où il séjourna deux semaines environ.

En dépit de la persistance d'un certain degré d'impotence fonctionnelle, il reprit son travail qu'il dut abandonner au bout d'un an.

Tous les soirs, en effet, les douleurs reparaissaient dans la région du cou-de-pied qui était tuméfiée, augmentant ainsi les troubles fonctionnels du membre.

A la suite de l'apparition d'une ulcération sur la malléole interne qui s'infecta et fut le point de départ d'accidents lymphangitiques, il demanda à entrer à l'hôpital Saint-Louis où il fut admis dans le service du D$^r$ Richelot, le 9 décembre 1899.

Après l'application successive de pansements humides, l'ulcère se ferma et les accidents inflammatoires rétrocédèrent au bout de quelques jours.

*Examen.* — L'examen du malade permet de constater nettement qu'il s'agit d'un pied-bot valgus traumatique consécutif à une ancienne fracture de Dupuytren mal consolidée.

Le pied est dévié en dehors et l'axe du tibia prolongé passe en dedans du gros orteil. Le coup de hache de Dupuytren est très caractéristique. L'écartement malléolaire = 0,085 ; les malléoles augmentées de volume sont entourées d'un tissu œdémateux qui gêne l'exploration ; la malléole interne hyperostosée est tapissée d'un tissu cicatriciel correspondant à l'ulcération qui existait à ce niveau. Le pied est dans un léger degré d'extension sur la jambe ; les mouvements de l'articulation tibio-tarsienne ont perdu leur amplitude, mais ne sont pas douloureux.

On décide une intervention afin de corriger l'attitude vicieuse du pied ; le malade d'ailleurs la réclame.

L'opération est faite le 28 janvier.

Le malade est endormi au chloroforme.

Toutes les précautions antiseptiques prises, on fait une incision sur la face externe du péroné parallèle à cet os ; après écartement des tendons péroniers, on incise et décolle le périoste à l'aide de la rugine et le péroné est sectionné avec l'ostéotome de Mac-Ewen suivant une ligne oblique en bas et en avant qui correspond au cal.

Le pied ne se redressant pas, on fait une seconde incision de 8 centimètres environ sur la malléole interne hyperostosée ; avec la rugine courbe, on décolle le périoste épaissi et on résèque le cal en ayant soin d'aviver l'extrémité inférieure du tibia avec le ciseau et le maillet. Après plusieurs tentatives de redressement par abduction forcée et flexion du pied, le cal finit par céder sous la pression des mains de l'opérateur et le pied peut être ramené dans l'axe de la jambe.

Les plaies malléolaires sont suturées et le membre immobilisé dans une bonne attitude à l'aide d'une gouttière plâtrée.

Au bout de 20 jours, on dut renouveler le plâtre qui ne maintenait plus une contention suffisante. Le second plâtre fut laissé en place 25 jours ; mais quand on l'enleva, on put constater sur la malléole interne l'existence d'une plaie de la largeur d'une pièce de 5 francs et recouverte de pus et la réapparition de l'attitude vicieuse du début. Le pied était de nouveau dévié en dehors et la déformation en coup de hache s'était reproduite. Tout était à recommencer après cette ostéotomie double qui, chez ce sujet, avait donné un résultat complètement négatif. Le malade voulut bien se soumettre à une seconde intervention qui fut faite par le Dr Morestin, dans le courant du mois de mai.

Comme la malléole interne était recouverte d'une ulcération, l'opérateur pensa qu'il valait mieux intervenir directement de ce côté et aborder, par cette voie, l'astragale qu'il s'agissait d'extirper. Il fit donc une incision profonde et elliptique circonscrivant la totalité de l'ulcère qui put être complètement enlevé.

La malléole tibiale ainsi mise à nu, il fut facile de constater qu'elle était le siège d'une ostéo-périostite des plus nettes. Après décollement du périoste épaissi à l'aide de la rugine, on creusa avec une forte curette tranchante un large tunnel dans l'épaisseur de la malléole hyperostosée. Sous l'action de la curette, l'os friable et graisseux se brisait et s'émiettait, s'évidant copeau par copeau jusqu'à sa face cartilagineuse que l'on put entamer largement. La brèche malléolaire ainsi obtenue permit d'aborder avec la curette et la gouge l'astragale que l'on extirpa par fragments successifs. L'astragale enlevé, la réduction du pied en bonne attitude s'obtint sans la moindre difficulté. Comme il restait une large perte de substance impossible à réparer, M. Morestin combla cette cavité avec un drain entouré de gaze iodoformée.

La plaie fut suturée avec des crins de Florence et le membre immobilisé dans une gouttière métallique garnie d'ouate.

Les suites opératoires furent excellentes malgré le mauvais état général du malade ; le 5e jour, on enleva le drain et la mèche iodoformée et l'on procéda à l'application d'un appareil plâtré en ayant soin de maintenir le pied dans une réduction parfaite.

Après 40 jours d'immobilisation, la jambe fut sortie de l'appareil et l'on put constater que la déviation du pied ne s'était pas reproduite.

On prescrivit quelques séances de massage et le malade quitta l'hôpital le 8 juillet. Quand nous l'avons revu, le 10 octobre, il nous a déclaré être très satisfait de l'opération qui lui avait été faite. Le pied, d'ailleurs, avait conservé une excellente attitude et n'avait pas subi le moindre déplacement en dehors.

Si l'astragale est libre d'adhérences, nous conseillons le procédé d'extirpation indiqué par Ollier dans son traité des résections, mais si cet os est soudé dans la mortaise péronéo-tibiale, il y a tout intérêt à l'enlever avec la gouge et le maillet. On peut encore l'extirper avec la simple et forte curette tranchante qui l'enlève par copeaux par une brèche que l'on aura pratiquée à la partie antéro-externe de l'articulation. Cette manière de faire n'est qu'une conséquence de l'idée directrice d'après laquelle les malléoles doivent être toujours respectées, soit pour la régularité de la néarthrose future, soit pour la solidité de l'ankylose.

On peut aussi aborder l'astragale par sa face interne, si la malléole interne est hyperostosée et est le siège d'une ulcération. On fait alors une incision qui circonscrit l'ulcération, on décolle le périoste épaissi avec la rugine et, à l'aide de la curette, on creuse cette malléole. Arrivé sur l'astragale, on enlève une partie ou la totalité de l'os avec la gouge jusqu'à ce que l'on obtienne la réduction du pied. C'est la conduite que suivit le Dʳ Morestin chez le malade qui est l'objet de l'observation II. (Voy. plus haut).

Dans les cals vicieux du cou-de-pied accompagnés de lésions intra-articulaires, les ostéotomies combinées du péroné et du tibia ne permettant pas toujours la réduction complète du pied, certains auteurs ont tenté, avec succès d'ailleurs, la *résection orthopédique* (Polaillon, Demons, Quénu, Picqué, Kirmisson, Lucas-Championnière, Reynier, Gangolphe, Terrillon).

D'après Gangolphe, on peut opposer au type des cals vicieux résultant de fractures du péroné avec arrachement malléolaire interne, un type d'opération ainsi réglé : 1ᵉʳ temps : *ostéotomie simple du péroné ;* 2ᵉ temps *ostéotomie de la malléole interne à sa base;* 3ᵉ temps : (exceptionnellement): *ablation d'une rondelle tibiale plus ou moins épaisse* (1).

Verneuil, en même temps que la résection du tibia et du péroné, conseillait de pratiquer la ténotomie des péro-

---

(1) Michel Gangolphe. *Lyon médical*, 1891, t. LXVIII.

niers latéraux, posant en principe la section des tendons
des muscles adducteurs et abducteurs du pied dont la con-
traction était, suivant lui, l'unique cause des difficultés de
la réduction et des déviations secondaires (1).

La conservation dans la résection tibio-tarsienne de la
malléole externe qui constitue pour l'articulation un précieux élément de soutien rend complètement inutile la
ténotomie que Verneuil déclarait le complément indis-
pensable de la résection articulaire.

Après l'ostéotomie oblique du péroné au niveau du
cal vicieux, on trace une incision verticale sur le tibia que
l'on prolonge un peu au-dessous de la malléole interne.
Après la dénudation de l'os à l'aide de la rugine, on fait
sauter au ciseau tout le plateau inférieur du tibia, très près
du cartilage : puis, on pratique avec la scie la section de
la partie supérieure de la poulie astragalienne de façon à
enlever sa surface articulaire. Après la coaptation des surfaces osseuses sectionnées, le membre est immobilisé,
pendant un mois environ, dans une gouttière plâtrée.

La résection tibio-tarsienne a souvent donné de bons
résultats là où les autres procédés avaient échoué. Terrillon, Polaillon, Quénu, Picqué, Kirmisson, Ollier, Demons
et Gangolphe rapportent plusieurs cas suivis de succès.

A ces procédés nombreux, insuffisants parfois, nous
avons cru devoir opposer une méthode nouvelle qui a
donné à son auteur, le Dʳ Pierre Delbet, mon maître dans
les hôpitaux, des résultats inespérés dans les cas rebelles

---

(1) Th. de BIDE. Résections anaplastiques articulaires. Paris, 1879.

où d'autres interventions avaient complètement échoué.
Nous voulons parler de la résection du cal vicieux du péroné et du tibia suivie de l'enchevillement des fragments.
Voici dans tous ses détails, la description de ce procédé
opératoire :

On pratique une incision verticale sur la face externe
du péroné, jusqu'à l'os ; à l'aide de la rugine courbe, on
récline sur les côtés le périoste épaissi et adhérent. L'extrémité inférieure de l'os étant mise à nu, on peut distinguer nettement le trait de la fracture généralement oblique
en bas et en avant.

Le cal qui siège à ce niveau est réséqué avec le ciseau
et le maillet.

Il est rare qu'après l'ostéotomie oblique du péroné,
l'on parvienne à corriger l'attitude vicieuse du pied ;
alors on trace une incision verticale sur la face interne du
tibia parallèlement à l'incision externe, dans la région
malléolaire. Après le décollement du périoste qui met à
nu le cal, on résèque celui-ci et on pratique l'avivement
au ciseau de l'extrémité inférieure du tibia et du fragment
malléolaire.

Si, après cette ostéotomie double, la réduction complète du pied ne peut être réalisée, on dénude la face antérieure du tibia et du péroné pour s'assurer qu'il n'y a
pas là un troisième fragment mal consolidé ou une hyperostose due à des arrachements périostiques ; dans ce cas,
on fera la résection de cette saillie osseuse qui est l'obstacle
à la réduction. L'attitude du pied en équinisme persiste-
t-elle ? On procèdera à la ténotomie sous-cutanée du tendon d'Achille.

La réduction est obtenue, mais elle ne se maintient pas.

« Même sous le chloroforme, dès qu'on abandonne le pied à lui-même, il se dévie en valgus... il suffit d'appliquer le doigt sur la malléole externe pour maintenir la correction. » C'est alors que l'on pratique l'enchevillement des fragments. « Une petite mèche de perforateur est introduite obliquement de bas en haut et de dehors en dedans, de telle façon qu'après avoir traversé la malléole externe, elle va se planter dans le plateau du tibia. L'effet de cette mèche ainsi plantée est merveilleux ; elle maintient si parfaitement la réduction qu'on peut manier la jambe comme on veut, sans que le pied se déplace. La mèche métallique sort par l'extrémité inférieure de l'incision externe qui est suturée complètement sans drainage (1) ».

L'incision interne est suturée également sans drain et le membre est immobilisé dans une gouttière plâtrée. Quarante jours environ après l'opération, le plâtre est enlevé ; on arrache facilement la cheville métallique et on obture l'orifice par un pansement septique.

On replace ensuite le membre dans un appareil amovo-inamovible et on l'en retire pour le soumettre chaque jour à des manœuvres de massage dont la durée ne doit pas excéder un quart d'heure environ. Quelques jours après, on permet au malade de se lever en s'aidant d'un

---

(1) P. Delbet. Leçons de clinique chirurgicale faites à l'Hôtel-Dieu, 1897.

bâton et, bientôt, il arrive à marcher sans douleur et sans boiterie. Il est guéri.

La présence d'une cheville métallique dans les tissus peut être tolérée indéfiniment, si l'on a eu soin d'observer une asepsie rigoureuse. Elle provoque, le plus souvent, une médullisation rapide de la couche osseuse qui l'entoure immédiatement ; mais, plus tard le processus ossifiant recommence et la tige est englobée dans du tissu osseux néoformé et compact qui semble faire corps avec le métal. Il en est ainsi pour les balles de plomb qui peuvent s'incruster dans le tissu osseux et contracter avec lui des adhérences telles qu'il est impossible de les en séparer.

On peut donc, dans ces conditions, laisser indéfiniment la cheville métallique, mais, nous croyons qu'il est préférable de l'enlever quand le cal paraît solide, malgré la tolérance remarquable de l'organisme pour les corps étrangers aseptiques et irrésorbables.

Grâce à l'extrême obligeance de notre maître, le Dr Pierre Delbet, nous avons pu consigner dans ce travail plusieurs observations du plus haut intérêt ; en nous permettant d'apprécier les résultats excellents de ce nouveau procédé opératoire, elles constituent le meilleur argument que l'on puisse invoquer en faveur de l'incontestable supériorité de la méthode dans les cas rebelles.

OBSERVATION

*Fracture de Dupuytren mal consolidée. — Ostéotomie linéaire oblique du péroné, ostéotomie du tibia. — Résection du cal difforme et enchevillement des fragments.*

D... Louis-Désiré, âgé de 48 ans, exerçant la profession de

porteur aux halles, entre le 10 septembre 1896 à l'Hôtel-Dieu, salle Saint-Landry, dans le service de M. le P<sup>r</sup> Duplay.

Il raconte qu'au moment où il se disposait à gravir la marche d'un trottoir il a été renversé par un violent coup de vent. Dans sa chute malheureuse, son pied gauche, dit-il, a tourné brusquement sous le poids de son corps et la douleur a été d'une intensité telle qu'il n'a pu se relever. Deux agents l'ont ramassé sur la chaussée et l'ont transporté d'urgence à l'Hôtel-Dieu.

L'examen sommaire du blessé permet de constater l'existence d'une fracture bimalléolaire par abduction avec déplacement du pied en dehors. On le met dans une gouttière métallique garnie d'ouate et, le lendemain matin, deux externes du service, après quelques manœuvres de réduction sans chloroforme, immobilisent le membre dans un appareil plâtré qu'on laisse en place pendant six semaines. Le 30 octobre, le malade que l'on croyait suffisamment consolidé est désigné pour l'asile de convalescence de Vincennes où on l'envoie sans appareil. Là il remarqua que, sous l'influence de la station debout prolongée et de la marche, son pied devenait le siège de douleurs assez vives et avait une tendance des plus marquées à se dévier en dehors ; bientôt les troubles fonctionnels augmentèrent à un point tel qu'il se vit dans la cruelle nécessité de s'aider d'un bâton pour marcher.

Il sortit néanmoins de l'asile de convalescence, après trois semaines de séjour, avec l'espoir que cette impotence s'amenderait. De retour chez lui et, après plusieurs mois de repos inutile, il essaya de reprendre son travail qu'il dut quitter bientôt pour rentrer à l'Hôtel-Dieu, salle Saint-Landry, le 14 janvier 1897. Après un examen rapide, M. le P<sup>r</sup> Duplay reconnut immédiatement qu'il s'agissait d'un de ces nombreux cas qui s'étaient si souvent présentés à lui et dont il a tracé depuis un exposé clinique des plus parfaits. Le pied était totalement dévié en dehors, affectant la position du valgus, l'espace intermalléolaire était considérablement élargi ; le « coup de hache » au-dessus de la malléole externe était caractéristique ; en un mot, le diagnostic s'imposait, il s'agissait sans aucun doute d'une fracture de Dupuytren vicieusement consolidée.

M. le P<sup>r</sup> Duplay conseilla l'opération qui fut acceptée du malade.

L'opération fut faite dans le courant du mois de février 1897.

Le malade est soumis au chloroforme. Après lavage antiseptique de l'extrémité inférieure de la jambe et du cou-de-pied, on applique la bande d'Esmarch :

1° Sur le côté externe de la jambe, on mène une incision longitudinale et parallèle à l'axe du péroné, sur la face externe de cet os, longue de 10 centimètres environ et partant du sommet de la malléole externe ;

2° Le périoste est décollé à l'aide de la rugine sur une étendue de 4 centimètres ;

3° Avec l'ostéotome de Mac-Ewen et le maillet, le péroné est sectionné obliquement à 4 centimètres au-dessus du sommet de la malléole externe.

Après quelques tentatives de redressement, on arrive à ramener un peu en dedans le pied dévié, mais l'attitude du valgus persiste.

4° Alors, on pratique une seconde incision parallèle à la première, mais, cette fois, sur la face interne du tibia et commençant à 1 centimètre au-dessous de la malléole interne.

5.° Dénudation périostée du tibia sur une étendue de 5 centimètres.

6° Ostéotomie cunéiforme de cet os à l'aide de l'ostéotome et du maillet. L'os est d'abord attaqué à 5 millimètres au-dessus du trait de fracture, puis à 1 centimètre au-dessous, c'est-à-dire au niveau de la base de la malléole.

Les deux incisions osseuses se rejoignent à une profondeur d'environ 2 centimètres, près du cartilage malléolaire.

On fait sauter le coin osseux et après plusieurs efforts de redressement ayant pour but de porter le pied en dedans et en varus, on entend un craquement qui indique la rupture du reste du cal et le pied est ramené dans une attitude parfaite.

7° Suture sans drainage au fil d'argent des plaies interne et externe du membre. Pansement à la gaze iodoformée.

8° Application d'un appareil plâtré.

Le pied mis à angle droit avec la jambe et incliné un peu en varus est maintenu dans cette position jusqu'à dessiccation complète de l'appareil. L'attitude est irréprochable. Le plâtre est enlevé au bout de six semaines et le malade, après plusieurs séances de massage, sort de l'hôpital presque guéri.

Il retourne à Vincennes et, après un séjour de plusieurs semaines, il en sort très amélioré pour reprendre son travail aux halles.

Mais, au bout de plusieurs jours, il est repris de douleurs dans toute la région du cou-de-pied ; ces douleurs sont plus vives le soir après les fatigues de la journée ; à ce moment le pied et le tiers inférieur de la jambe sont le siège d'une tuméfaction qui ne disparaît que par le repos de la nuit.

Peu à peu, le pied se dévie à nouveau avec une tendance à tourner en dehors et l'impotence arrive bientôt à un degré tel qu'il lui est impossible de faire un pas sans appui. Le malade découragé se décide à rentrer à l'Hôtel-Dieu après être resté plusieurs mois dans cette situation intolérable.

Il entre à l'hôpital, salle Saint-Landry, lit n° 23, le 28 juillet 1899. Notre maître, le D<sup>r</sup> P. Delbet, appelé à remplacer M. le P<sup>r</sup> Duplay, absent à cette époque de l'année, examine le malade et constate l'existence d'un pied-bot valgus traumatique des plus nets, semblable à celui que l'on observe après la fracture de Dupuytren vicieusement consolidée.

Le malade voulant mettre un terme à son infirmité réclame une intervention qui est pratiquée le 17 août 1899 par le D<sup>r</sup> Pierre Delbet suivant sa technique nouvelle. Incision verticale sur le péroné ; le périoste adhérent et épaissi est sectionné au niveau du cal de la fracture et ruginé.

Résection du cal à l'aide du ciseau et du maillet.

Comme les tentatives de réduction sont impuissantes à corriger l'attitude vicieuse, l'opérateur pratique une incision verticale sur la malléole interne hyperostosée et, après avoir ruginé le périoste à ce niveau, il procède à la résection du cal difforme.

Les deux malléoles ainsi mobilisées permettent la réduction

des fragments. Pour assurer le maintien du pied en bonne attitude, M. Delbet procède à l'enchevillement des fragments. Une mèche de perforateur est introduite dans l'épaisseur de la malléole externe qu'elle traverse de bas en haut et de dehors en dedans pour aller se planter dans le plateau tibial.

L'effet de la mèche métallique est parfait et fixe le pied dans l'attitude qu'on lui a donnée.

Les plaies sont suturées avec des fils d'argent et sans drain. Par l'extrémité inférieure de l'incision externe sort la tige du perforateur.

Le membre est enveloppé de gaze stérilisée et immobilisé dans une bonne position à l'aide d'une gouttière plâtrée.

Au bout de 40 jours, la tige métallique est enlevée sans difficulté et le membre mis dans un appareil amovo-inamovible. Tous les matins, on fait une séance de massage d'un quart d'heure et le malade quitte bientôt l'Hôtel-Dieu consolidé dans une attitude absolument parfaite et pouvant marcher sans le secours d'un bâton. Nous l'avons revu deux mois après, il nous a déclaré que l'opération l'avait guéri de son infirmité et nous a prié de remercier vivement le Dr Delbet.

## OBSERVATION

*Fracture de Dupuytren vicieusement consolidée. — Résection du cal et enchevillement des fragments par le* Dr Pierre DELBET (1).

M... N..., âgé de ....., porteur aux halles, entre, le 20 juillet 1897, à l'Hôtel-Dieu, salle Saint-Landry, lit n° 22, dans le service de M. le Pr Duplay. — Cet homme est rendu infirme par une fracture de Dupuytren vicieusement consolidée. Son infir-

---

(1) Pierre DELBET. Leçons de clinique chirurgicale faites à l'Hôtel-Dieu (août-septembre 1897).

mité est si pénible qu'il est venu avec la résolution de se faire couper la jambe, si on ne pouvait pas le guérir autrement.

Sa fracture date du 1ᵉʳ septembre 1896. Il raconte qu'il fut placé pendant deux jours dans une gouttière en fil de fer ; puis on posa un appareil plâtré. Au bout de trois jours, le premier appareil fut remplacé par un second, qu'on laissa quarante-quatre jours.

Quand on enleva cet appareil, le pied était en position parfaite. Le malade lui-même l'affirme. Il fut envoyé à Vincennes. Dès qu'il commença à marcher, il ressentit des douleurs. Il passa trente-sept jours à l'asile de convalescence, et, en sortant, il reprit son pénible métier de porteur aux halles. Mais les douleurs allèrent en augmentant et son pied se déviait. Aussi fut-il obligé de renoncer peu à peu à son travail. Malgré le repos, les douleurs augmentèrent encore et le pied se mit à enfler tous les soirs. Des ulcérations apparaissant au niveau des malléoles, le malade se décida à entrer à l'hôpital le 20 juillet.

*Examen.* — A ce moment, le pied est en abduction, fortement dévié en valgus, la face plantaire tournée en dehors. — L'arrière-pied est augmenté de longueur, l'avant-pied raccourci tombe en léger équinisme. Sur la face plantaire, au niveau de la saillie de la première articulation métatarso-phalangienne, on voit un gros durillon qui empiète sur le bord interne, preuve que, pendant la marche, le pied repose vicieusement sur le sol.

*Opération* pratiquée le 13 août 1897 par mon maître, le Dʳ Pierre Delbet, appelé à remplacer M. le Pʳ Duplay, alors absent.

Incision verticale sur le péroné jusqu'à l'os. Le périoste confondu avec une sorte de gangue fibreuse sous-cutanée, très adhérent, est récliné de chaque côté à la rugine. L'extrémité inférieure de l'os étant ainsi mise à nu, on distingue nettement le trait de fracture, oblique comme d'habitude de haut en bas et d'arrière en avant. Le cal, d'aspect poreux, déprimé, forme une rainure de 4 à 5 millimètres qui représente l'écartement des fragments. Je l'enlève tout entier au ciseau et au maillet. Du côté du fragment supérieur, l'os est dur, éburné. Du côté du fragment inférieur malléolaire, l'os est au contraire raréfié, jaunâtre, graisseux. Il se laisse entamer par le bistouri. Le résultat de l'examen radioscopique est donc confirmé (Voy. fig. 5, Pl. III).

La résection du cal conduit jusque dans l'articulation qui est ouverte sur une petite étendue.

Avant d'aborder la malléole interne, je fais quelques tentatives de réduction, qui ne donnent aucun résultat. Je fais alors une incision verticale sur la partie inférieure du tibia, et je rugine le périoste en le laissant adhérer à la peau. Il se laisse assez facilement décoller sur le tibia jusqu'au trait de fracture, mais, au niveau du cal, la rugination devient impossible. Je suis obligé de détacher le périoste au bistouri.

Cela fait, je constate que le cal qui unit le fragment malléolaire au tibia est purement fibreux. Je le réséque, puis j'avive au ciseau et au maillet l'extrémité inférieure du tibia qui est légèrement éburnée.

Pour faire le même avivement du côté du fragment malléolaire, j'enlève au bistouri une série de lames fibreuses, mais je suis obligé de m'arrêter dans ce travail avant d'avoir trouvé de l'os véritable.

La malléole est évidemment décalcifiée.

Les deux malléoles étant ainsi complètement mobilisées, la réduction reste cependant impossible. Je dénude alors, avec la rugine, la face antérieure du péroné et du tibia. Je trouve là une production osseuse qui descend jusque devant l'astragale et qui est l'obstacle à la réduction. Il est impossible de dire si cette production osseuse est un fragment arraché des os de la jambe, ou s'il s'agit d'une formation nouvelle. Quoi qu'il en soit, je fais sauter d'un coup de ciseau le morceau d'os et le bord antérieur du plateau tibial. La réduction se fait alors facilement et complètement. Il n'y a pas d'équinisme ; le pied est dans la rectitude parfaite, mais il ne se laisse pas fléchir au delà de l'angle droit.

Comme c'est manifestement la tension du tendon d'Achille qui s'oppose à la flexion, j'en fais la section sous-cutanée.

La réduction est parfaite, mais elle ne se maintient pas.

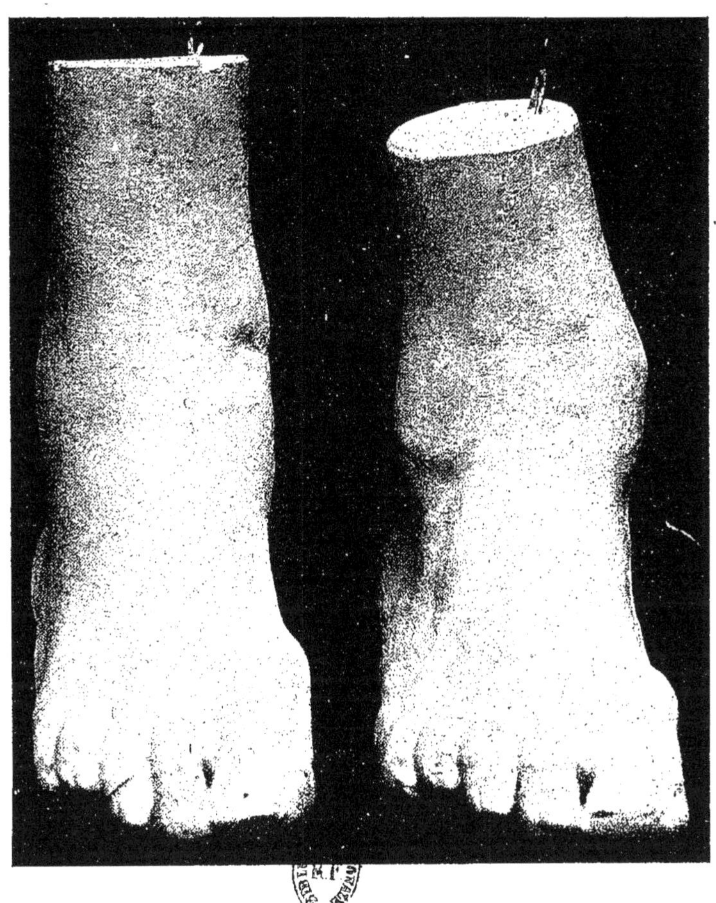

Fig. 7. — Reproduction de moulages d'un pied opéré par le procédé de
M. Pierre Delbet. — La correction est parfaite.

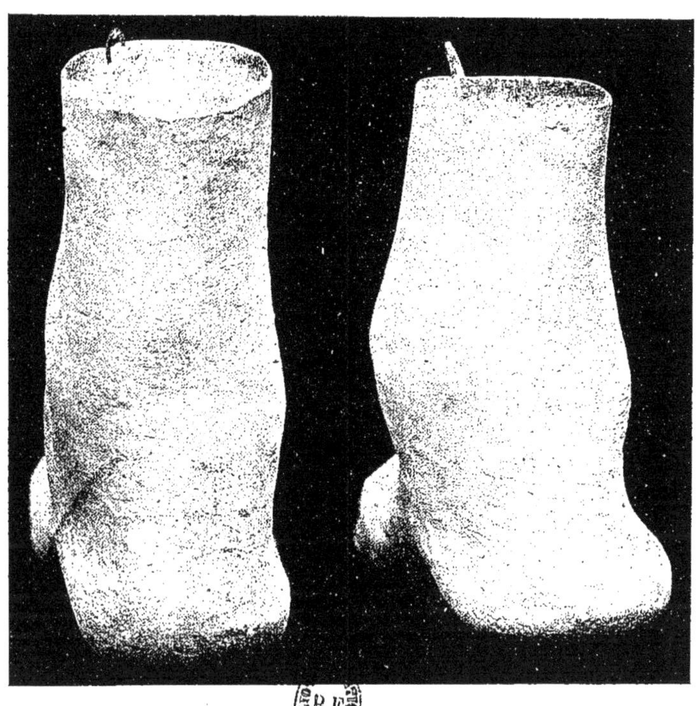

Fig. 8. — Reproduction de moulages d'un pied opéré par le procédé de
M. Pierre Delbet. — La correction est parfaite.

Georges Carré et C. Naud, éditeurs.

Même sous le chloroforme, dès qu'on abandonne le pied à lui-même, il se dévie en valgus. Je constate qu'il suffit d'appliquer le doigt sur la malléole externe pour maintenir la correction. Je fais alors l'enchevillement avec une petite mèche de perforateur. Cette mèche est introduite obliquement de bas en haut et de dehors en dedans, de telle façon qu'après avoir traversé la malléole externe, elle va se planter dans le tibia.

L'effet de cette mèche ainsi plantée est merveilleuse ; elle maintient si parfaitement la réduction qu'on peut manier la jambe comme on veut, sans que le pied se déplace.

La mèche sort par l'extrémité inférieure de l'incision externe que je suture complètement sans faire de drainage. — Suture de l'incision interne également sans drain. Appareil plâtré.

Les suites opératoires ont été nulles. Le 22 septembre, trente-huit jours après l'opération, le plâtre est enlevé. La cheville se laisse arracher très facilement. La réunion est complète. Il ne reste que le petit orifice par lequel passait la cheville, On le ferme par un pansement à l'adhésol. L'attitude du pied est parfaite. Les moulages dont nous donnons ici la reproduction montrent que la correction est aussi parfaite que possible (Pl. V et VI).

Les massages sont commencés, quelques jours après on permet au malade de se lever avec des béquilles.

Il commence à appuyer le pied par terre et s'en sert de mieux en mieux.

Bientôt l'opéré marche sans aucune boiterie et sans douleur.

Avant de quitter l'hôpital, notre homme a passé toute la nuit debout, pour veiller un autre malade, sans ressentir plus de fatigue dans la jambe opérée que dans la jambe saine. P. DELBET.

### OBSERVATION V

*Fracture de Dupuytren ancienne. — Cal vicieux du cou-de-pied. — Ostéotomie du péroné et du tibia. — Résection du cal vicieux. — Enchevillement des fragments.*

(Obs. due à l'obligeance du Dr P. DELBET.)

M^me B... L..., âgée de 49 ans, se présente à la consultation de mon maître, le Dr Pierre Delbet, pour une impotence fonctionnelle très accentuée consécutive à une fracture de Dupuytren datant de quatre ans.

Le pied présente la déviation en dehors habituelle avec la position du valgus. Le « *coup de hache* » au-dessus de la malléole externe est très marqué ; la malléole interne est saillante et hyperostosée.

La malade raconte que la marche est impossible et que toute la région du cou-de-pied est le siège de douleurs sourdes presque continuelles. Une tuméfaction légère a envahi le segment inférieur du membre endolori. Tous ces troubles, d'ailleurs, sont favorisés par le poids de la malade, qui est forte et lourde.

Un appareil en cuir avec armature métallique, fabriqué par Collin, est incapable de corriger l'attitude vicieuse du pied et la malade elle-même déclare qu'il ne lui est d'aucune utilité.

Sur la face externe du péroné, à l'union de son 1/3 moyen et de son 1/3 inférieur, on remarque la présence d'une cicatrice longitudinale, dernier vestige d'une intervention que l'on fit à Rennes dans le but de rectifier la déviation du pied. Il est fort probable qu'il s'agit ici d'une ancienne ostéotomie du péroné, mais qui ne donna qu'un résultat négatif.

Au niveau de la cicatrice, on ne perçoit aucune déformation osseuse et l'épreuve radiographique montra l'absence de lésions de ce genre en ce point.

L'opération que réclamait la malade fut faite le 31 mai 1899. Elle fut très laborieuse, vu l'ancienneté des lésions. M. Delbet fit d'abord la mobilisation des malléoles suivant le procédé d'ostéotomie indiqué plus haut et provoqua la rupture de quelques adhérences qui fixaient l'astragale dans sa position vicieuse.

La réduction du pied obtenue, non sans difficultés, on procéda à l'enchevillement des fragments avec une mèche de perforateur traversant de bas en haut et de dehors en dedans la malléole externe et venant se ficher dans l'extrémité inférieure du tibia.

Le pied, ainsi fixé dans une attitude parfaite, fut immobilisé dans un appareil plâtré jusqu'au 1ᵉʳ juillet. A cette époque, ablation des fils d'argent et de la broche.

On replaça le membre dans une gouttière plâtrée amovo-inamovible pendant une quinzaine de jours et, tous les matins, durant un quart d'heure, on le soumit à une séance de massage.

Quand la malade quitta la maison de santé, elle était presque complètement guérie de son infirmité. Depuis l'intervention, l'opérée a écrit plusieurs fois au Dʳ Delbet pour lui annoncer qu'elle continue à marcher de mieux en mieux. Dans une lettre toute récente, elle déclare que les douleurs ont totalement disparu. .

# CONCLUSIONS

En terminant ce travail, nous nous résumons en disant :

Que la fracture de Dupuytren, surtout la variété accompagnée d'un déplacement des fragments, comporte, en général, un pronostic beaucoup plus grave qu'on le croit habituellement ;

Qu'elle mérite toute l'attention du chirurgien, la moindre faute dans les manœuvres de réduction étant susceptible d'entraîner une impotence fonctionnelle considérable ;

Que les cals vicieux du cou-de-pied peuvent être la conséquence éloignée de cette fracture, en dépit même d'une thérapeutique bien dirigée ;

Que cette apparition tardive du pied-bot traumatique provient souvent de la défectuosité de la consolidation des fragments que l'on doit attribuer à un trouble dans le processus ostéogénique qui préside à l'ossification du cal :

Que la méthode sanglante qui intervient sur le cal lui-même constitue le meilleur mode de traitement de la déviation secondaire du membre ;

Que l'ostéotomie linéaire oblique du péroné, au niveau

du cal, combinée à l'ostéotomie cunéiforme du tibia à la base même de la malléole interne est un procédé opératoire excellent, mais qui ne met pas toujours à l'abri des récidives comme le démontrent plusieurs observations ;

Que l'astragalectomie partielle ou totale et la résection orthopédique de l'article tibio-tarsien sont susceptibles de donner de bons résultats dans les cas compliqués de lésions astragaliennes ou d'un délabrement considérable des extrémités articulaires ;

Qu'enfin la résection du cal vicieux du péroné et du tibia suivie de l'enchevillement des fragments qui assure et maintient leur coaptation parfaite dans une bonne attitude constitue, suivant nous, le procédé de choix principalement dans les cas graves et rebelles.

# BIBLIOGRAPHIE

Baraban. — Des résultats éloignés des résections dans les grandes articulations. *Thèse .d'agrégation*, 1883.

Bazille. — Mémoire sur les contre-coups dans les différentes parties du corps autres que la tête et les moyens d'y remédier (Prix de l'Académie royale de chirurgie, 1771).

Béclard. — Traité de physiologie.

Behrend. — Ostéotomie cunéiforme du tibia et du péroné. *C. R. de l'Académie des sciences*, 1864.

Ch. Bell. — A system of operative surgery founded on the basis of anatomy. London, 1809, t. II, p. 205.

Bertaux. — Contribution à l'étude des déformations consécutives à la fracture de Dupuytren. Traitement par l'ostéotomie. *Thèse*, Nancy, 1890.

Bosc. — Des fractures indirectes du péroné. *Thèse*, Montpellier, 1868.

Boyer. — Traité des maladies chirurgicales et des opérations qui leur conviennent. Paris, 1814, t. III et IV.

Broca. — Fracture du péroné; accidents consécutifs; précautions à prendre ; variétés de fractures. *Journal de méd. et de chir. pratique*, 1874.

Browne. — Compound communited fracture of the fibula of the right leg. *The Dublin Journal of medical Science*, 1862.

Campenon. — Du redressement des membres par l'ostéotomie. *Thèse d'agrégation*. Paris, 1883.

Castella. — Essai sur les fractures du péroné. *Thèse* in-8, Landshut, 1808.

Cheever. — Pott's fracture ; section of peronei tendons, good result. *The Boston Medical and Surgical Journal*, 1877.

Cheyne. — A case of old fracture of the fibula, with desplacement of the foot (Dupuytren's fracture) replaced by operation two years later. *Transactions of the clinical Society of London*, 1894.

Colombel et Dettling. — Contribution à l'étude des fractures malléolaires et de leurs complications. *Archives de méd. et de pharm. militaires*, 1895.

Dagron. — Rapport à la *Société médico-chirurgicale*. Paris, 1900.

Davin. — Des traitements de consolidations vicieuses des fractures de jambe au tiers inférieur. *Thèse*, Paris, 1893.

Dawson. — Pott's fracture ; three cases. *The Cincinati Lancett and Clinic*, 1869.

Decès. — Résection orthopédique. Congrès français de chirurgie, 1886.

Delorme. — *Dictionnaire encyclopédique des Sciences méd.*, art. Pied.

Demons. — *Bulletin de l'Acad. de médecine*, 22 septembre 1881.

Deny. — De la fracture du péroné avec déchirure du ligament latéral interne. *Thèse*, Paris, 1876.

A. Després. — *Bulletins et Mémoires de la Société de chir. de Paris*, 1880.

Doyen. — *Bulletins et Mémoires de la Société de chir. de Paris*, février 1888.

Dunand. — *Thèse*, Paris, 1878, n° 217.

Duplay. — Du traitement des difformités consécutives aux fractures bi-malléolaires (fracture de Dupuytren) vicieusement consolidées. *Union médicale*, 1893.

— *Gazette des hôpitaux*, 1893.

— Leçons de clinique chirurgicale de l'Hôtel-Dieu, 1899.

Dupuytren. — Des fractures de l'extrémité inférieure du péroné
et des luxations du pied. *Gazette médicale de
Paris,* 1832, t. III.

—          Leçons orales de clinique chirurgicale. Paris, 1832,
t. I.

Duret. — *Gazette médicale,* 1886, n° 53.

Fabre. — Recherches sur différents points de physiologie, de
pathologie et de thérapeutique. Paris, 1783, t. I.

Favardin. — Des fractures du péroné. *Thèse,* Paris, 1854.

Gangolphe. — De l'ostéotomie des cals vicieux. *Thèse,* Lyon,
1882.

—          *Lyon médical,* 1890 ; *id.,* 1891.

Gascon. — Étude sur les fractures indirectes du péroné. *Thèse,*
Paris, 1866.

Gérard-Marchant. — Ostéotomie du péroné et résection de la
malléole interne pour une fracture de Dupuytren vicieusement consolidée. *Revue d'orthopédie,* 1894.

Gosselin. — *Bulletin de la Société de chirurgie de Paris,* 1860,
t. I.

Helferich. — Die Behandlung deform geheilter knochen-brüche.
*Künchener Medicinische Wochenschrift,* 1892.

William Hey. — *Practical observations in Surgery.* London,
1803.

Hippocrate. — Περι αγμων : Des fractures, t. III. — Περι αρτρων :
Des luxations, t. IV.

Huber. — *Thèse,* Lyon, 1894. Contribution au traitement opératoire des fractures de l'extrémité inférieure de la jambe
(type Pouteau-Dupuytren). Ostéotomie et suture malléolaires.

Junot. — Déformations consécutives aux fractures de Dupuytren
vicieusement consolidées (en particulier le valgus). Traitement
par l'ostéotomie. *Thèse,* Paris, 1893.

Kirmisson. — Leçons cliniques sur les maladies de l'appareil
locomoteur. Paris, 1890.

Labbé. — *Bulletins et Mémoires de la Société de chirurgie de
Paris,* 1880, t. VI.

Laborie. — *Bulletins et Mémoires de la Société de chirurgie de Paris*, 1866.

Lapervenche. — *Thèse*, Paris, 1887.

Le Dentu. — *Bulletins et Mémoires de la Société de chirurgie de Paris*, 1880.

Le Fort. — *Bulletin général de thérapeutique*, 1886, t. CX.

F. Lejars. — De l'intervention sanglante dans les déformations des membres consécutives aux fractures. *Semaine médicale*, mai 1893.

— Leçons de chirurgie. Paris, 1895.

Lompré. — *Thèse*, Paris, 1883.

J. Lucas-Championnière. — Traitement des fractures juxta-articulaires par le massage. *Bulletin général de thérapeutique*, 1886, t. CXI.

Mac-Ewen. — De l'ostéotomie. Traduction de Demons. Paris, 1882.

Maisonneuve. — Recherches sur les fractures du péroné. *Arch. gén. de méd.*, 1840, 3e série, t. VII, p. 165 et 433.

— Clinique chirurgicale. Paris, 1863, t. I, p. 96.

Malgaigne. — Traité des fractures et des luxations. Paris, 1847, t. I, p. 803 ; t. II, p. 993 et 820.

Manoury. — Fracture du péroné avec luxation tibio-tarsienne en dedans ; consolidation vicieuse ; restauration. *Revue médico-photographique des hôpitaux de Paris*, 1874, t. VI, p. 189.

Marc-Sée. — *Bulletins et Mémoires de la Société de chirurgie de Paris*, 1880, t. VI, p. 431.

Marjolin. — Luxation du pied en dedans et en dehors. *Dictionnaire de médecine*. Paris, 1825, t. XIII, p. 375.

Mercier. — Contribution à l'étude des fractures indirectes du péroné avec luxation antéro-interne, et de leur traitement par la pointe métallique. *Thèse*, Paris, 1880, n° 316.

Mollière (Daniel). — De l'intervention opératoire dans les luxations traumatiques irréductibles. Congrès français de chirurgie, 1886, p. 313.

Monfalcon. — Maladies des articulations des os du pied. *Dictionnaire des Sciences médicales*. Paris, 1820, t. XLII, p. 365.

Nélaton. — Pathologie chirurgicale, t. I.

Nicaise. — *Bulletins et Mémoires de la Société de chirurgie de Paris*, 1880, t. VI, p. 430.

Nodet. — De l'application de la méthode sous-capsulo-périostée à la résection tibio-tarsienne. *Thèse*, Paris, 1869.

Notta. — Fracture du péroné et de la malléole interne. *Revue médico-chirurgicale*, 1849, p. 115.

Ollier (Louis). — Traité des résections, 1891, t. III.

Ollier (Victorin). — Du cal et de ses modifications sous l'influence de l'inflammation. *Thèse*, Montpellier, 1864.

Petit (Jean-Louis). — Traité des maladies des os. Paris, 1723, t. I, p. 320.

— Traité des maladies chirurgicales et des opérations qui leur conviennent. Ouvrage posthume. Paris, 1790, t. III, p. 116.

Poirier. — Anatomie humaine, t. I.

Polaillon. — Sur une modification au procédé ordinaire de la résection tibio-tarsienne et du péroné. Présentation d'un opéré. *Bulletin de l'Académie de médecine*, 20 septembre 1881, p. 1153.

— *Bull. et Mém. de la Société de chir. de Paris*, 1882, p. 64.

A. Poncet. — *Lyon médical*, 1883, t. XLIII.

Pouteau. — Œuvres posthumes. Paris, 1783.

Reynier. — Ostéotomie pour cals vicieux. *Bulletins et Mémoires de la Société de chirurgie de Paris*, novembre 1887.

Richerand. — Nosographie chirurgicale. Paris, 1805.

Richet. — *Union médicale*, t. XX.

Routier. — Du pied-bot accidentel. *Thèse*, Paris, 1881.

Roux de Brignolles. — *Bullet. et Mém. de la Soc. chirurg. de Paris*, 1894. Rapport de M. Nélaton.

Schwartz. — *Thèse d'agrégation*, Paris, 1883.

Sébileau et Blaise. — La fracture de Dupuytren. *Archives gén. de médecine*, 1886.

Souligoux. — *Revue de chirurgie*, 1896, p. 916 et 917.

O. Terrillon. — *Revue de chirurgie*, 1888.

Tillaux. — Traité d'anatomie topographique. *Gazette hebdom. de médecine et de chirurgie*, mai 1872.

— Des fractures bi-malléolaires par abduction, in *Gazette des hôpitaux*, janvier 1886.

— *Chirurgie clinique*, Paris, 1891, t. II.

Trélat. — Fractures de l'extrémité inférieure du péroné. *Gazette des hôpitaux*, mai 1883.

Verneuil. — Contribution à la résection tibio-tarsienne dans les fractures de l'extrémité inférieure de la jambe. *Bull. et Mém. de la Société de chir. de Paris*, 1882, t. VIII. Rapport de M. Neveu.

Voillemier. — *Cliniques chirurgicales*, 1862.

Wagstaffe. — Forme insolite de fracture du péroné. *Saint-Thoma's Hospital Report*, 1875.

Julius Wolf. — Ueber die Theorie des Knochenschwindes durch vermehrten Druck und der Knochenaubildung durch Druckentlastung. *Archiv für klinische Chirurgie, Berlin*, 1891.

CHARTRES. — IMPRIMERIE DURAND, RUE FULBERT.

www.ingramcontent.com/pod-product-compliance
Ingram Content Group UK Ltd.
Pitfield, Milton Keynes, MK11 3LW, UK
UKHW020004100728
13658UKWH00002B/793